Schematherapeutisch basierte Supervision

Schematherapeutisch basierte Supervision

von
Angelika Neumann, Eckhard Roediger,
Anton-Rupert Laireiter und Christian Kus

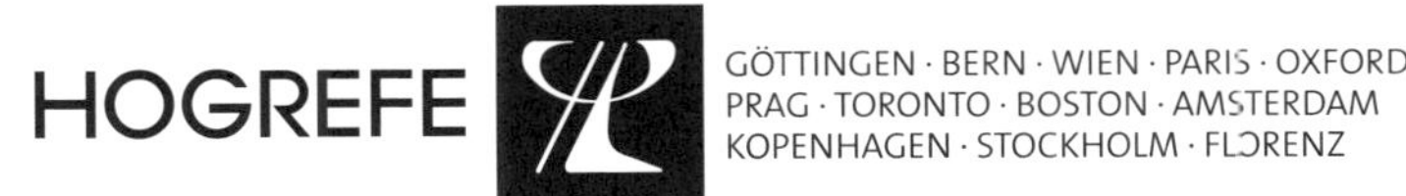

Dipl.-Psych. Dr. Angelika Neumann, geb. 1971. 1990–1996 Studium der Psychologie in Würzburg und Manchester. 1996–1997 psychotherapeutische Tätigkeit in der Klinik PsoriSol Hersbruck sowie1997–2006 in der medizinisch-psychosomatischen Klinik Roseneck, Prien am Chiemsee. 1999 Approbation. 2005 Promotion. 2006–2012 Leiterin der Ambulanz des staatlich anerkannten Ausbildungsinstituts Zentrum für Psychotherapie (SZVT) Stuttgart. Seit 2012 stellvertretende Institutsleiterin des SZVT.

Dr. med. Eckhard Roediger, geb. 1959. 1979–1986 Studium der Medizin in Frankfurt a. M. 1986 Promotion. Facharzt für Neurologie, Psychiatrie und Psychotherapeutische Medizin. Tiefenpsychologischer Psychotherapeut und Verhaltenstherapeut. 1993–2002 Leitender Arzt der salus klinik für Psychosomatik und Sucht in Friedrichsdorf/Taunus. 2002–2007 Aufbau und Leitung der Abteilung für Psychosomatische Medizin und Psychotherapie am Gemeinschaftskrankenhaus Havelhöhe in Berlin. Seit 2007 in freier Praxis in Frankfurt a. M. tätig. Leiter des Instituts für Schematherapie-Frankfurt.

A. o. Prof. Dr. phil. Anton-Rupert Laireiter, geb. 1955. 1974–1980 Studium der Psychologie in Graz, Salzburg und München. 1990 Promotion. Seit 1984 Wissenschaftlicher Mitarbeiter am Institut für Psychologie der Universität Salzburg. Ausbildungen in Verhaltenstherapie und Klientenzentrierter Psychotherapie. Seit 2010 a. o. Universitätsprofessor für Psychologie. Lehrtherapeut für Verhaltenstherapie und Ausbildungsleiter des Instituts für Verhaltenstherapie in Salzburg.

Dipl.-Psych. Christian Kus, geb. 1961. 1990–1995 Studium der Psychologie in Freiburg und Köln. 1995–2000 Ausbildung in Verhaltenstherapie. 1999 Approbation als Psychologischer Psychotherapeut. 2001–2003 Fortbildung zum Supervisor. 1996–2006 psychotherapeutische Tätigkeit in der medizinisch-psychosomatischen Klinik Roseneck, Prien am Chiemsee. Seit 2006 niedergelassener Psychologischer Psychotherapeut in eigener Praxis in Stuttgart.

Bibliografische Information der Deutschen Nationalbibliothek
Die Deutsche Nationalbibliothek verzeichnet diese Publikation in der Deutschen Nationalbibliografie; detaillierte bibliografische Daten sind im Internet über http://dnb.dnb.de abrufbar.

Göttingen • Bern • Wien • Paris • Oxford • Prag • Toronto • Boston
Amsterdam • Kopenhagen • Stockholm • Florenz
Merkelstraße 3, 37085 Göttingen

http://www.hogrefe.de
Aktuelle Informationen • Weitere Titel zum Thema • Ergänzende Materialien

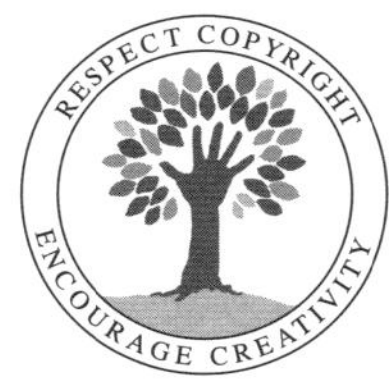

Umschlagabbildung: Jochen Dauster, Rheinbach
Satz: Beate Hautsch, Göttingen
Druck: Media-Print Informationstechnologie GmbH, Paderborn
Printed in Germany
Auf säurefreiem Papier gedruckt

ISBN 978-3-8017-2496-2

Inhaltsverzeichnis

Einleitung 9

Teil I: Theoretische Grundlagen

1 Supervision in der Verhaltenstherapieausbildung 15

1.1 Wie zufrieden sind Ausbildungsteilnehmer mit ihrer Supervision? 15
1.2 Aufgaben verhaltenstherapeutischer Ausbildungssupervision 16
1.3 Verhaltenstherapeutische Supervisionskonzepte 16

2 Ein entwicklungsorientiertes Supervisionsmodell in der Verhaltenstherapieausbildung 19

3 Einflüsse der Persönlichkeit des Supervisanden 22

3.1 Auf welcher Ebene können Probleme liegen? 22
3.2 Welche Persönlichkeitsaspekte des Therapeuten sind förderlich/hinderlich in der Psychotherapie? 23

4 Grundlagen der therapeutischen Beziehungsgestaltung 25

4.1 Die Bedeutung der therapeutischen Beziehung 25
4.2 „Arbeitsbeziehung“ versus „Schemabeziehung“ 26
4.3 Beziehungsprobleme als „Beziehungstests“ 27
4.4 Übertragung und Gegenübertragung 27
4.5 Weitere zentrale Konzepte der therapeutischen Beziehungsgestaltung . . 28
4.5.1 Annahmen der Bindungstheorie und der Strategisch Behavioralen Therapie 28
4.5.2 Doppelte Handlungsregulation und Komplementäre Beziehungsgestaltung 29
4.5.3 Bezug dieser theoretischen Konzepte zur Supervision 31
4.5.4 Die Bedeutung der Emotionstheorien 32

5 Erlebnisaktiviertes Lernen in der Supervision 35

6 Schematherapeutische Grundlagen 37

6.1 Das Schemamodell 37
6.1.1 Schema 37
6.1.2 Maladaptive Bewältigungsreaktionen 40

6.2 Das Modusmodell ... 40
6.2.1 Die Kindmodi ... 41
6.2.2 Die *Innere-Eltern*-Modi ... 42
6.2.3 Maladaptive Bewältigungsmodi ... 44
6.2.4 Der Integrierte Modus oder Der Gesunde Erwachsene ... 46
6.3 Die schematherapeutische Fallkonzeption ... 47
6.3.1 Die Fallkonzeption des Patienten ... 47
6.3.2 Die Fallkonzeption des Supervisanden ... 48
6.4 Die Moduslandkarte ... 48
6.5 Der Moduszirkel ... 51
6.5.1 Das Moduszirkel-Memo ... 51
6.5.2 Mögliche Moduszirkel zwischen Patient und Therapeut ... 56
6.6 Exkurs: Forschungsstand Schematherapeutische Konzepte ... 59

Teil II: Das praktische Vorgehen ... 63

7 Supervision unter Nutzung schematherapeutischer Elemente ... 65
7.1 Das allgemeine Vorgehen ... 65
7.2 Typische Fallbeispiele aus der Supervisionspraxis ... 66
7.3 Schwierige Supervisionssituationen im Ausbildungskontext ... 72
7.3.1 Verarbeitung von abwertendem Patientenverhalten und Therapieabbruch ... 72
7.3.2 Verarbeitung von schwerer Selbstverletzung oder Suizid ... 74
7.3.3 Umgang mit Verliebtheit ... 76

8 Einnehmen einer Entwicklungsperspektive oder „Das Selbstveränderungsprojekt“ ... 79

9 Das didaktische Vorgehen in der Supervision ... 86

10 Grundhaltung und Selbstreflexion des Supervisors ... 90

11 Selbsterfahrung und Supervision: Überlappungen und Unterschiede ... 95
11.1 Selbsterfahrung als ein Baustein innerhalb der Verhaltenstherapieausbildung ... 95
11.2 Aktuelle Selbsterfahrungskonzepte in der Verhaltenstherapie ... 95
11.3 Schematherapeutisch orientierte Selbsterfahrung ... 97
11.4 Unterschiede zwischen Supervision und Selbsterfahrung ... 98

12 Supervision in der schematherapeutischen Fortbildung 99

12.1 Der formale Rahmen der Supervision 99
12.2 Aufbau und Inhalte der Supervision 99
12.3 Inhaltlich entwickelt sich die ST-Supervision parallel zu den Therapien 100
12.4 Die Bedeutung von Videoaufnahmen. 100
12.5 Die Steuerung des Therapieprozesses 101
12.6 Typische Herausforderungen für Supervisanden 102
12.7 Spezielle Probleme in der Supervision – Umgang mit Selbsterfahrungsbedarf 103

13 Ausblick 105

Literatur 107

Stichwortverzeichnis 113

Einleitung

Verhaltenstherapie (VT) verstand sich zunächst als technologischer problem- und zielorientierter Zugang zur Psychotherapie (Kanfer, Reinecker & Schmelzer, 2011). Entsprechend fokussierte verhaltenstherapeutische Supervision in erster Linie die methodisch-technische Seite der Therapiedurchführung und die Bearbeitung methodisch-technischer Probleme (Schmelzer, 1997, 2007). Als zentrale Aufgaben verhaltenstherapeutischer Supervision wurden demnach die Kontrolle adäquater Therapiedurchführung und Methodenanwendung sowie – bei offensichtlichen Defiziten – das Vermitteln verhaltenstherapeutischer Haltungen und Techniken genannt (Zimmer, 2009). Eingedenk der Tatsache, dass Verlauf und Ergebnis einer Psychotherapie immer auch durch die therapeutische Beziehung und die Person des Therapeuten mit beeinflusst werden (Beutler et al., 2004; Orlinsky, Rønnestad & Willutzki, 2004), werden in den letzten Jahren auch in der verhaltenstherapeutischen Supervision verstärkt die Person des Therapeuten sowie die Beziehung zwischen Therapeut und Klient in den Mittelpunkt der Betrachtung gerückt und persönliche Selbstreflexion und Selbsterfahrung sowie Beziehungsanalysen und -bearbeitungen gefordert (Schmelzer, 2007; Zimmer, 2009) und gelegentlich auch durchgeführt (Knickenberg, 2002).

Sind die theoretischen Grundlagen für die beiden ersten Aufgaben der VT-Supervision (Kontrolle, „VT-teaching") relativ klar, so ist der theoretische Rahmen der Selbstreflexion und Selbsterfahrung sowie die Beziehungsbearbeitung noch wenig explizit ausformuliert (Laireiter, 2005; Willutzki, 2005). Entsprechend verwundert es auch nicht, dass man diesbezüglich in der Literatur zum Teil sehr heterogene Ansätze findet (Laireiter & Willutzki, 2005) und VT-Ausbildungskandidaten mit ihren Supervisionen oft unzufrieden sind, da ihnen wichtige Elemente fehlen (Strauß et al., 2009).

Die vorliegende Arbeit ist einem schematherapeutischen Konzept des Verständnisses der therapeutischen Beziehung und persönlicher Themen des Therapeuten im Zusammenhang mit Selbsterfahrung und Beziehungsarbeit in der verhaltenstherapeutischen Supervision gewidmet. Wir erwarten uns dadurch mehr Kompetenz der Ausbildungsteilnehmer in der bewussten Beziehungsgestaltung als Medium für eine korrigierende emotionale Erfahrung und beim Umgang mit interaktionellen Krisen. Dazu wird zunächst auf die Konzipierung der therapeutischen Beziehung und die verschiedenen daraus resultierenden Supervisionsaufgaben eingegangen. Daran anschließend wird das schemafokussierte Interaktionsmodell als möglicher theoretischer Rahmen für die supervisorische Bearbeitung des Einflusses persönlicher Themen und der „Schemaebene" (Laireiter, 2008) auf die Therapeut-Klient-Beziehung in der Psychotherapie dargestellt.

Zum Aufbau des Buches

Dieses Buch richtet sich in erster Linie sowohl an Therapeuten, die Supervision erlernen möchten, als auch an erfahrene Supervisoren, die das schematherapeutische Modell zur Grundlage des von ihnen in der Supervision vermittelten Modells der Persönlichkeit und der interpersonalen Interaktion machen wollen. Wie im Weiteren dargelegt schließt sich damit eine Lücke in der bestehenden Supervisionspraxis und integriert neuere Entwicklungen der Verhaltenstherapie in die Supervision und Ausbildung. Daneben gibt es Anregungen für die Gestaltung der Supervision in einer schematherapeutischen Fortbildung.

In *Teil 1* des Buches, dem *Theorieteil*, wird die aktuelle Diskussion zum Stellenwert und zu inhaltlichen Konzepten von Supervision im verhaltenstherapeutischen Ausbildungskontext skizziert. Analog zu neueren integrativen Therapiemethoden sind die Reflexion der emotionalen und gedanklichen Prozesse der Supervisanden und erlebnisorientiertes Lernen notwendige Bausteine von Supervision. Zur Beschreibung des Verlaufs des Supervisionsprozesses und der spezifischen Anforderungen an den Supervisor wird zunächst ein „Entwicklungsmodell der Ausbildungssupervision" skizziert unter der Berücksichtigung von Persönlichkeitsaspekten von Supervisanden und der Therapeut-Patient-Interaktion. Indikation und kontraindikative Aspekte von schematherapeutischer Ausbildungssupervision werden anhand des Entwicklungsmodells erörtert.

Für Leser, die noch keine schematherapeutische Vorerfahrung haben, erfolgt in Kapitel 6 eine kurze Einführung in die Grundzüge der schematherapeutischen Theorie. Anschließend wird die bisherige empirische Befundlage kurz skizziert.

Im *Teil 2* des Buches, dem *Praxisteil*, wird schwerpunktmäßig die Anwendung des schematherapeutischen Modusmodells und der sogenannten „Moduslandkarte" beschrieben. Anhand von typischen Fallbeispielen wird exemplarisch dargestellt, wie die Moduslandkarte dazu dienen kann, den komplexen Interaktionshintergrund zwischen Supervisand und Patient in der Supervision zu klären, zu bearbeiten und alternatives Verhalten anzuleiten. Eine weitere hilfreiche Methode zur Klärung und Bearbeitung der therapeutischen Beziehung stellt der Moduszirkel dar, welcher sich zur fokussierten Betrachtung einer konkreten Interaktionssequenz mit eher fortgeschrittenen Therapeuten eignet, insbesondere auch in schematherapeutischen Fortbildungssupervisionen (vgl. Kap. 12). In einem nächsten Schritt wird das sogenannte „Selbstveränderungsprojekt Supervision" vorgestellt, welches beinhaltet, dass anlässlich von wiederkehrenden Schwierigkeiten im Umgang mit Patienten Änderungsziele für die Therapeuten definiert werden, die über den gesamten Ausbildungszeitraum verfolgt und deren Erreichung in der Supervision überprüft wird.

Ein weiteres Kapitel dient der Beschreibung eines hilfreichen didaktischen Vorgehens, unabhängig von Supervisionsinhalten. Die Persönlichkeit des Supervisors wird schematherapeutisch beleuchtet, und die sich daraus ableitenden Fallen in der Interaktion mit Supervisanden werden kritisch reflektiert. Supervision in der vorgeschlagenen Weise wird abgegrenzt gegenüber Selbsterfahrungsinhalten. Synergien ergäben sich allerdings aus einer ebenfalls schematherapeutisch basierten Selbsterfahrung innerhalb der Verhaltenstherapieausbildung. Ein eigenes Kapitel ist den formalen und inhaltlichen Besonderheiten der Supervision innerhalb schematherapeutischer Fortbildung mit bereits approbierten Therapeuten gewidmet. In einem Ausblick wird für die Anwendung von schematherapeutischen Elementen in der Supervision plädiert und noch ausstehende Forschungsarbeit betont.

Danksagung

An erster Stelle möchten wir uns bei all den engagierten Psychotherapeutinnen und -therapeuten in Ausbildung bedanken, die mit uns gemeinsam den schematherapeutischen Ansatz in der Supervision „am eigenen Leib“ erprobten. Durch das uns entgegengebrachte Vertrauen und ihr Mitwirken durften wir viel lernen!

Des Weiteren standen uns unsere Kolleginnen Kerstin Schenk, Julia Schuchardt und Raffaela Calzoni mit ihrer Fachkenntnis zur Seite und unterstützten uns dabei, die Inhalte übersichtlich und verständlich zu formulieren.

Herzlichen Dank an die Mitarbeiterinnen des Hogrefe Verlags, die uns insbesondere zu Beginn ermutigten und uns stets hilfsbereit zur Seite standen.

Angelika Neumann, Stuttgart
Eckhard Roediger, Frankfurt
Anton-Rupert Laireiter, Salzburg
Christian Kus, Stuttgart

Teil I
Theoretische Grundlagen

1 Supervision in der Verhaltenstherapieausbildung

1.1 Wie zufrieden sind Ausbildungsteilnehmer mit ihrer Supervision?

Im Rahmen der Verhaltenstherapieausbildung nach dem deutschen Psychotherapeutengesetz spielt Supervision mit geforderten 150 Stunden eine quantitativ bedeutsame Rolle. Auch inhaltlich messen Ausbildungskandidaten[1] ihr eine wichtige Rolle bei: Supervision wird von Ausbildungsteilnehmern wie auch von bereits approbierten Verhaltenstherapeuten (retrospektiv) – nach einheitlicher Ergebnislage aus verschiedenen Studien – als zweitwichtigster Einflussfaktor (nach der Psychotherapie mit Patienten) für die berufliche Entwicklung angesehen (Laireiter, 2000b, S. 115f.; Lieb, 2000; zitiert nach Willutzki, 2005). In einer aktuellen Studie von Zarbock et al. (2012), bei der 2 106 Ausbildungskandidaten hinsichtlich ihrer psychotherapeutischen Kompetenzerwartungen befragt wurden, gaben die Befragten an, dass insbesondere eine persönliche Unterstützung durch einen kompetenten Supervisor entscheidend zu einer positiven Kompetenzerwartung beiträgt. Dieses Ergebnis zeigte sich auch im umfangreichen Forschungsgutachten im Auftrag des Bundesministeriums für Gesundheit zur Psychotherapieausbildung (Strauß et al., 2009): Praktische Ausbildung und Einzelsupervision waren die von Teilnehmer und Absolventen aller Therapieschulen als am nützlichsten und hilfreichsten für die therapeutische Kompetenz bewerteten Ausbildungsbausteine. Beim Vergleich der Therapieverfahren zeigte sich, dass auch Teilnehmer an VT-Instituten mit ihrer Supervision zwar „ziemlich bis sehr zufrieden“ sind, aber: Verhaltenstherapeutische Ausbildungsteilnehmer waren mit ihrer Supervision tendenziell unzufriedener als diejenigen an tiefenpsychologischen oder psychoanalytischen Instituten.

Worauf diese Schulenunterschiede zurückzuführen sind, bleibt spekulativ, da nicht erfasst wurde, nach welchen inhaltlichen Konzepten die Supervisoren jeweils arbeiteten. Nur die Hälfte der Institutsleiter gab an, dass Supervision an ihrem Institut evaluiert würde, die Supervisoren ihrerseits gaben an, mit ihren Fortbildungsmöglichkeiten an den jeweiligen Instituten nur moderat zufrieden zu sein. Aufgrund persönlicher Mitteilungen vermuten wir, dass gerade der Mangel an Vermittlung von Kompetenzen bei der Konzipierung und dem Umgang mit schwierigen Therapiesituationen der Hintergrund der relativen Unzufriedenheit ist. Auch das große Interesse an Fortbildungen auch nach Abschluss einer VT-Ausbildung, die ihren Schwerpunkt im Umgang mit interaktionell schwierigen Patienten haben, könnte ein Hinweis auf einen großen Bedarf nach einem Mehr an Wissen und Kompetenzen in diesem Bereich sein. Die Ergebnisse zum Ausbildungsbaustein „Supervision“ zusammenfassend empfehlen die Autoren abschließend: „Eine Evaluation der Supervision sollte an den Instituten etabliert, die Fort- und Weiterbildungsmöglichkeiten für Supervisoren verbessert werden“ (Strauß et al., 2009, S. 344). Eine subjektive Bewertung der Supervision durch die Ausbildungskandidaten ist zumindest ein Baustein von Evaluation, der bei eingeschränkter Aussagekraft, zumindest relativ einfach zu realisieren ist. Auf diese Weise können inhaltlich und didaktisch

1 Aufgrund der besseren Lesbarkeit haben wir uns dafür entschieden, durchgängig die männliche Form bei allen genannten Personengruppen zu verwenden, und bitten hierfür um Verständnis.

unterschiedliche Supervisionskonzepte miteinander verglichen, bewertet und weiter verbessert werden sowie durch komplexere Forschungsansätze (z. B. Erfassen von Therapieergebnissen) ergänzt werden.

1.2 Aufgaben verhaltenstherapeutischer Ausbildungssupervision

Nach Willutzki (2005) verfolgt verhaltenstherapeutische Ausbildungssupervision im Wesentlichen zwei Ziele:

1. Unterstützung der Supervisanden bei der Übernahme der Rolle eines selbstständig und eigenverantwortlich handelnden Psychotherapeuten (Schwerpunkt personale Kompetenz)
2. Ausgestaltung dieser Rolle im Sinne einer kognitiv-verhaltenstherapeutischen Grundausrichtung (Schwerpunkt psychotherapeutische Methode)

Im Rahmen von Ausbildungssupervision ergibt sich außerdem die besondere Problemstellung, dass die Supervisoren Verantwortung tragen für:

1. die Behandlungsqualität für den Patienten *und*
2. den Kompetenzerwerb der Supervisanden.

Von vielen Autoren wird auf diese Doppelfunktion hingewiesen (Schmelzer, 1997; Zimmer; 2011; Willutzki, 2005). Willutzki bemerkt, dass sich hieraus das Dilemma ergeben kann, „dass ein Supervisor vor der Entscheidung steht, Patienten zeitweise nicht die allerbeste Behandlung anzubieten, um Supervisanden die Gelegenheit zu geben, bestimmte therapeutische Kompetenzen zu erwerben“ (2005, S. 293). Dies auszusprechen erleichtert die Arbeit in einem Lernumfeld, wie es ein Ausbildungsinstitut darstellt. Allerdings ist es im Rahmen von Psychotherapie äußerst schwierig, objektive Kriterien zu finden, welche Behandlung für welche Patienten zu welchem Zeitpunkt „die allerbeste“ wäre. Dessen ist sich vermutlich jeder Supervisor und Ausbilder bewusst, weshalb es kaum zu der Entscheidung kommt, eine Behandlung „zum Wohle des Patienten“ zu beenden und einen Therapeutenwechsel zu veranlassen.

Die Anforderungen an Ausbildungstherapeuten sind vielfältig: Theoretisches Störungswissen, Wissen um gesetzliche und ethische Rahmenbedingungen, Dokumentations- und Aufklärungswissen, Kompetenzen bezüglich Antragswesen, Diagnostik, Problemanalyse, Evaluation sowie Wissen zu Interventionen müssen erworben werden (Laireiter, 2009). Nicht nur, aber unter anderem in der Supervision werden diese Themen zur Sprache kommen und die Supervisoren müssen diesbezüglich Unterstützung geben und Wissen vermitteln.

1.3 Verhaltenstherapeutische Supervisionskonzepte

Prägend für verhaltenstherapeutische Supervision waren zunächst Kanfer et al. (1996), außerdem Schmelzer (1997) und Lohmann (2000), die die Prinzipien des Selbstmanagementansatzes für die Supervision adaptierten. Die Autoren sehen einen Supervisor als „Änderungsassistenten“, der für eine begrenzte Zeit zur Verfügung steht und die Therapeuten befähigen soll, autonom und adäquat Therapie durchzuführen. Didaktisch wird dies umgesetzt durch das Prinzip der „minimalen Intervention“, durch die Gesprächsführung des geleiteten Entdeckens, sokratischen Dialog und Anleitung zur aktiven Problemlösung. Dieser Ansatz gibt Aufschluss darüber, mit welcher Grundhaltung Supervisanden zu begegnen ist und wie gelehrt werden sollte.

Wohin entwickelt sich die Verhaltenstherapie?

Bei seinem Vergleich der Charakteristika verschiedener Therapieschulen merkt Berger (2009) kritisch an, dass bei den psychodynamischen Therapieformen oft eine Überbewertung der Aspekte Klärung, Konfrontation und Deutung gegenüber Problembewältigung und Ressourcenaktivierung vorliegt. Bei der Verhaltenstherapie ist es seiner Ansicht nach umgekehrt, d. h. die Symptombewältigung dominiert gegenüber einer Klärung der biografischen Entstehung und deren Auswirkungen auf die jetzige Therapeut-Patient-Beziehung. In diesem Sinne wird seit einigen Jahren von verhaltenstherapeutischen Autoren die Bedeutung von biografischer Arbeit und therapeutischen Beziehungsvariablen betont (Laireiter, 2008). Auch emotionsfokussierende Methoden und Techniken, zum Beispiel nach Greenberg et al. (2003) geraten zunehmend in den Fokus (Jacob & Tuschen-Caffier, 2011). Angesichts der stetigen Weiterentwicklung verhaltenstherapeutischer Konzepte (sog. „3. Welle“ der Verhaltenstherapie, vgl. z. B. Hayes, Follette & Linehan, 2012; Öst, 2008) erscheint es sinnvoll, auch die Inhalte der verhaltenstherapeutischen Ausbildung (und somit auch von Supervision) kritisch zu diskutieren.

Wird in der Supervision genug über die Beziehungsgestaltung gelernt?

Laireiter zitiert Grawe und betont, dass sich in Therapiestudien herausstellte, dass längerfristige Veränderungen, insbesondere auf Schema- und Beziehungsebene, durch Neulernen in therapeutischen Beziehungssituationen erfolgen. Therapiestudien zeigen, dass spezifische Methoden einen relativ geringen Prozentsatz der Ergebnisvarianz (10–40 %) von Therapie ausmachen, jedoch immer noch einen wesentlichen Bestandteil der verhaltenstherapeutischen Ausbildung darstellen (Laireiter, 2009). Der Autor plädiert dafür, in der Ausbildung neue Methoden einzuführen wie Videofeedback und systematisches Trainieren in konkreten therapeutischen Situationen. Seiner Ansicht nach sollte Ausbildung stärker als bisher auf die Entwicklung therapeutischer Kompetenzen bezüglich Beziehungsfertigkeiten (z. B. Grundhaltungen, Unterstützung und Rückhalt geben, Beziehungsarbeit) fokussieren. Das Erlernen sollte emotional erfahrbar und nicht nur durch theoretisches Reflektieren vonstattengehen. Auch Ambühl (2005) weist darauf hin, dass in der heutigen Verhaltenstherapie die Herstellung einer positiven Beziehung die „Sine-qua-non-Bedingung schlechthin“ für den Therapieerfolg darstellt. Es sei Aufgabe von Supervision (und Selbsterfahrung), über den Entwicklungsverlauf hinweg typische Erlebens- und Interaktionsmuster von Ausbildungskandidaten zu identifizieren und zu modifizieren. Dies soll mit Hilfe von Videoaufzeichnungen von Therapiesitzungen erfolgen, um die Wahrnehmung für interaktionelle Wünsche der Patienten zu schulen, oder zum Beispiel mit Hilfe von Stundenbögen, anhand derer Patienten unmittelbar Rückmeldung zur Interaktion mit dem Therapeuten geben können. Der im Folgenden vorgestellte Supervisionsansatz setzt diese Anregungen um.

Wird das Therapeutenverhalten in der Supervision ausreichend reflektiert?

„Die Erfahrung und korrigierende Bearbeitung eigener problematischer emotionaler Erfahrungen im Rahmen von Ausbildung, Selbsterfahrung oder der eigenen Therapie sind grundlegend für eine erlebnisorientierte Arbeit mit Patienten" (Lammers, 2007, S. 95). Nach Ansicht des Autors kann sich emotionsvermeidendes Verhalten der Therapeuten unmittelbar auf die Patienten auswirken und notwendige Veränderungsschritte verhindern. Es ist die Aufgabe der Supervision, emotionale Übertragungs- und Gegenübertragungsaspekte zu beachten und auf ungünstige Entwicklungen aufmerksam zu machen bzw. diese – erlebnisorientiert – zu bearbeiten (Lammers, 2007).

Einen didaktisch etwas anderen Ansatz verfolgt Zarbock, indem er inhaltliche „Aufgaben" von Therapeut und Supervisor abhängig von der Therapiephase definiert. Zahlreiche Aufgaben beziehen sich auf die Beziehungsanalyse und -gestaltung mit dem Patienten. Er nennt beispielsweise als entscheidende Aufgaben für die Erstkontaktphase „Übertragungshaltungen erkennen" und „Grundbedürfnisse befriedigen" (Zarbock, 2010). Diese Aufgaben entsprechen inhaltlich den Überzeugungen der oben zitierten Autoren. Sie erscheinen jedoch insbesondere für einen verhaltenstherapeutischen Ausbildungskandidaten abstrakt, da v. a. die Begriffe Übertragung und Gegenübertragung dem psychodynamischen Kontext entstammen und für eine Anwendung in einer Verhaltenstherapie zunächst definiert und in konkretes Verhalten übersetzt werden müssten. Diese auf die therapeutische Beziehung bezogenen Aufgaben erscheinen sehr anspruchsvoll und es verbleibt die Frage, wie die notwendigen Kompetenzen innerhalb der verhaltenstherapeutischen Ausbildung und Supervision vermittelt werden sollen.

Schlussfolgerungen für eine moderne Ausbildungssupervision:

Die aktuelle Diskussion zu moderner verhaltenstherapeutischer Supervision kann dahingehend zusammengefasst werden, dass o. g. Autoren das Erlernen von Beziehungs- und emotionalen Kompetenzen als notwendige Schwerpunkte und Herausforderung für die verhaltenstherapeutische Ausbildung betonen, aber die konkrete Umsetzung noch weiter ausgearbeitet werden muss. Didaktisch wird ein stärker erlebnisorientiertes Vorgehen vorgeschlagen.

Der in Kapitel 6 beschriebene Modusansatz aus der Schematherapie schließt an die in der Verhaltenstherapieausbildung vermittelten Grundlagen der kognitiven Therapie an und bettet die Beziehungsklärung in eine mit der Verhaltenstherapie kompatible Sprache ein. Auf diese Weise entstehen keine konzeptuellen Brüche wie z.B. bei der Verwendung des Übertragungs-/Gegenübertragungsmodells. Das Modusmodell ist dabei vergleichsweise wenig komplex und daher relativ gut erlernbar.

2 Ein entwicklungsorientiertes Supervisionsmodell in der Verhaltenstherapieausbildung

Seit den 60er Jahren gab es verschiedene Ansätze, die Entwicklung von Therapeuten in Ausbildung in Form von Entwicklungsmodellen zu beschreiben (ausführlicher Überblick bei Skovholt & Ronnestad, 1992). Nach Laireiter und Botermans (2005) bestätigte sich in der bisherigen Forschung insgesamt die Angemessenheit dieser Modelle. Es ist nach den Autoren jedoch anzunehmen, dass die Entwicklung eher in längeren Phasen (statt in mehreren Stufen) verläuft und die interindividuelle Varianz recht ausgeprägt ist (Laireiter & Botermans, 2005, S. 79). Die vorliegenden Ergebnisse können nach Rzepka-Meyer (1997) folgendermaßen interpretiert werden: Es wird keine stringente lineare Abfolge der Entwicklungsphasen angenommen, sondern eher ein rekursiver spiralförmiger Ablauf, in dem einzelne Phasen auch wiederholt durchlaufen werden können.

Trotz der genannten Einschränkungen erscheint das entwicklungsorientierte Modell der Supervision von Stoltenberg, McNeil und Delworth (1998) zur Einordnung und Strukturierung der verschiedenen supervisorischen Aufgabenstellungen sehr hilfreich und soll hier kurz skizziert werden (zitiert nach Willutzki, 2005, S. 194 ff.):

Stoltenberg et al. gehen davon aus, dass ein Supervisand entsprechend seiner Berufserfahrung verschiedene Stufen oder Phasen durchläuft, aus denen sich die Anforderungen an Supervision sowie das passende didaktische Vorgehen differenziell ableiten lassen:

- *Phase 1:* Zu Beginn der beruflichen Tätigkeit ist der Supervisand emotional-kognitiv vor allem mit sich selbst beschäftigt. Häufig treten Angst, Unsicherheit und Gefühle der Überforderung auf. Er ist auf der Suche nach der „richtigen" Lösung", zum Beispiel der richtigen Intervention. Der Supervisor ist mit entsprechenden Fragen zum Beispiel zu Diagnostik, Antragsstellung, konkreten Therapietechniken konfrontiert und muss zunächst Wissen vermitteln. Er nimmt komplementär eine Halt und Sicherheit gebende Haltung ein und geht eher direktiv und strukturierend vor Die Autoren schlagen vor, Anforderungen (z. B. Schweregrad der Störungsbilder der zu behandelnden Patienten) zu dosieren, um erste Erfolgserlebnisse zu garantieren, aus denen berufliches Selbstvertrauen entstehen kann. Die Haltung des Supervisors ist eindeutig unterstützend und ermutigend; didaktisch bedeutet dies, v. a. die Stärken des Supervisanden zu betonen und nur fein dosiert Verbesserungsvorschläge zu machen. Beziehungsdynamiken zwischen Therapeut und Patient können in dieser Phase eng umgrenzt angesprochen werden, jedoch ohne einen inneren Konflikt beim Supervisanden zu erzeugen, aus dem Veränderungsdruck entsteht.
- *Phase 2:* Diese Phase ist nach den Autoren einerseits durch nachlassende Angst des Supervisanden gekennzeichnet, andererseits durch zunehmende Ambivalenz, Verstörung und Instabilität, da mit zunehmender Sicherheit in formalen Fragen die volle Komplexität des therapeutischen Geschehens erst in das Bewusstsein tritt und die Grenzen der therapeutischen Einflussmöglichkeiten deutlich werden. Das Erleben des Patienten gerät nun in den Vordergrund der Aufmerksamkeit, der Supervisand empfindet viel Mitgefühl, ist eher „zu dicht" am Erleben des Patienten. Die Beziehung zum Supervisor ist gekennzeichnet von einem Wechsel zwischen Abhängigkeit und Autonomie. Es kann gerade in dieser Phase zu einem Verschweigen schwieriger

Therapiesituationen kommen (Ladany et al., 1996, zitiert nach Willutzki, 2005). Der Supervisor wird weniger Struktur bieten, sondern gemeinsam mit dem Supervisanden eine eher wissenschaftlich/forschende Grundhaltung auf Augenhöhe einnehmen: „Es gibt kein richtig oder falsch, lassen Sie uns gemeinsam untersuchen, welches der hilfreichste Weg ist, Sie und den Patienten zum Therapieziel zu bringen." Von den Autoren wird vorgeschlagen, in dieser Phase stärker konfrontierend zu arbeiten und affektive Reaktionen und Gegenübertragungsprozesse zu fokussieren. Trotz des Respektes vor dem Autonomiebedürfnis der Supervisanden sollten Supervisoren gerade solche Therapiebeziehungen betrachten, in denen der Supervisand ärgerlich oder ungeduldig auf Patienten reagiert (Willutzki, 2005, S. 298), um seine Weiterentwicklung zu fördern.

- *Phase 3:* Es gelingt Supervisanden, sich einerseits in Patienten hineinzuversetzen und zugleich die eigene Perspektive zu behalten. Die Struktur der Supervision wird weitgehend durch den Supervisanden selbst vorgegeben, er übernimmt zunehmend Entscheidungsverantwortung. Konfrontation ist gelegentlich notwendig und wird bei Bedarf (Blockaden oder Sackgassen) vorgenommen.
- *Phase 4* schließlich ist die Phase des „Master-Therapist", der über eine große Bandbreite an Interventionen verfügt, diese flexibel einsetzen kann und maximale persönliche Reife und innere Gelassenheit besitzt. Innerhalb von Ausbildung wird diese Phase weniger eine Rolle spielen, da sie, laut Autoren, sogar von langjährig berufstätigen Therapeuten nur selten erreicht wird.

Das beschriebene Entwicklungsmodell ist zwar noch nicht in allen Einzelheiten empirisch überprüft (vgl. S. 19). Trotzdem erweist es sich als hilfreich, um den Wachstumsprozess zu beschreiben, den Supervisanden erleben und um deren Bedürfnissen in der Supervision wirkungsvoll begegnen zu können (Rzepka-Meyer, 1997).

Schlussfolgerungen für eine schematherapeutische Supervision:

Aus dem skizzierten Modell kann geschlussfolgert werden, dass eine schematherapeutische Interaktionsanalyse und -veränderung mit Supervisanden, die sich in *Phase 1* befinden, nicht sinnvoll, wenn nicht sogar kontraindiziert ist. Ein Supervisand hat zu Beginn seiner beruflichen Tätigkeit kaum die dazu notwendigen kognitiv-emotionalen Kapazitäten. Er wäre mit der Komplexität der Fragestellung vermutlich überfordert, was verhindern würde, dass es zu ersten Erfolgserlebnissen und Selbstwirksamkeitserfahrungen kommt.

Phase 2 und 3 dagegen, wenn bereits eine gewisse Automatisierung von therapeutischem Basisverhalten erfolgt ist und somit kognitiv-emotionale Valenzen entstehen, bieten sich für eine ausführliche schematherapeutische Interaktionsanalyse – auch durch den Supervisor initiiert – an.

Viele Supervisanden äußern in den fortgeschrittenen Phasen 2 und 3 aufgrund eines entstehenden Leidensdrucks von sich aus das Bedürfnis nach Selbstreflexion und fordern hierfür Hilfestellung vom Supervisor ein.

Grob gefasst wandeln sich die Anliegen der Supervisanden von: „Habe ich das richtig gemacht?" *(Phase 1)* hin zu: „Ist das, was und wie ich es mache, sinnvoll und hilfreich für den Patienten (und mich)?" *(Phase 2 und 3).* Der Blick des Supervisanden weitet sich, langfristige Konsequenzen für den Patienten werden mit einbezogen und die eigene Reaktion auf ihn (und deren Ursachen in der eigenen Person) werden kritisch hinterfragt.

3 Einflüsse der Persönlichkeit des Supervisanden

Vermutlich gibt es weitere entscheidende Einflussgrößen dafür, ob und in welcher Zeitspanne ein Supervisand die oben genannten Entwicklungsphasen durchläuft: nämlich die eigenen Persönlichkeitsaspekte und deren Entwicklungspotenzial. Es ist äußerst wünschenswert, dass ein Supervisand am Ende der Ausbildung die *Phase 2* möglichst abgeschlossen hat, da er mit dem Erhalt der Approbation die engmaschig verpflichtende (und damit auch eine Kontrollfunktion übernehmende) Supervision verlässt und es von nun an seinem eigenen Ermessen und Problembewusstsein überlassen ist, sich Unterstützung bezüglich eigener „blinder Flecken" zu holen. Ein gewisses Maß an Ängstlichkeit und Unsicherheit darf zu Beginn der therapeutischen Berufstätigkeit vorhanden sein, es ist eventuell sogar wünschenswert, da es zum einen zur Erfüllung der formalen Pflichten und Regeln (z. B. der Institution) beiträgt, andererseits in der direkten Interaktion mit Patienten ein eher vorsichtiger, defensiver Stil für Patienten meist günstig ist, da er scham- und angstreduzierend wirkt. Hierzu passt auch das Studienergebnis, bei dem sich weniger dominante Therapeuten als erfolgreicher herausstellten (Beutler et al., 2004), was dahingehend interpretiert wird, dass mit der Dimension Dominanz eher der Grad an therapeutischer Flexibilität gemeint ist. Besteht eine – zunächst auf zu wenig Erfahrung begründete und damit zunächst angemessene – Unsicherheit jedoch dauerhaft fort, kann die erste Entwicklungsphase nicht – oder nur vermeintlich – überwunden werden. Dies ist insbesondere dann der Fall, wenn eine biografisch begründete ausgeprägte Beziehungs- und/oder Selbstunsicherheit gekoppelt mit rigiden dysfunktionalen Bewältigungsmustern (z. B. Vermeidungsverhalten) bestehen. Hinzu kommt, dass die bestehende Unsicherheit aufgrund der Bewältigungsreaktionen „verdeckt" und daher oftmals innerhalb der Ausbildungszeit nicht oder erst spät entdeckt wird. Supervision und Selbsterfahrung sollten dazu verhelfen, die hinderlichen inneren Dynamiken aufzudecken und zu bearbeiten.

3.1 Auf welcher Ebene können Probleme liegen?

Die Person des Therapeuten kann auf sehr unterschiedliche Weise den Therapieprozess und das Therapieergebnis beeinflussen, grundsätzlich sowohl positiv wie auch negativ, wobei bislang vor allem positive Einflüsse besondere Aufmerksamkeit erfahren haben und untersucht worden sind (vgl. ausführlich Beutler et al., 2004; Smith, 2003). Für die Supervision sind aber vor allem problematische bzw. störende Aspekte von Bedeutung. In Anlehnung an Beutler et al. (2004) kann man diesbezüglich vor allem drei Punkte als relevant ansehen:

1. Der Therapeut besitzt mangelnde therapeutische Skills, um ein bestimmtes Problem oder Thema des Patienten zu bearbeiten. Diesem Problem wird in der VT-Supervision üblicherweise durch so genanntes „VT-teaching" (Vermittlung von Skills und Strategien; Lieb, 1994) begegnet.
2. Das Problem/die Störung des Patienten löst beim Therapeuten dysfunktionales Verhalten oder dysfunktionale Kognitionen und Erlebensweisen aus und er kann das therapeutische Basisverhalten nicht mehr adäquat ausführen. Derartige Probleme

sollten in der Supervision mittels Methoden der Selbstreflexion und Selbsterfahrung bearbeitet werden. Dazu gibt es in der Verhaltenstherapie diverse Möglichkeiten (vgl. z. B. Zimmer, 2009). Das weiter unten dargestellte Schemamodus-Modell stellt dabei eine weitere Möglichkeit dar.

3. Der Therapeut weist (bisher nicht erkannte) persönliche Probleme und Eigenarten auf, die als dysfunktional im Hinblick auf therapeutisches Arbeiten anzusehen sind. In diesem Fall wäre entweder ein Ausbildungsausschluss oder eine Eigentherapie indiziert. Für den zuletzt genannten Fall bietet das Schemamodus-Modell (vgl. S. 40) ebenfalls Lösungsmöglichkeiten an.

3.2 Welche Persönlichkeitsaspekte des Therapeuten sind förderlich/hinderlich in der Psychotherapie?

Folgt man bindungstheoretischen Überlegungen (z. B. nach Hauke, 2010), liegt der Schluss nahe, dass es von Vorteil ist, wenn Therapeuten selbst eher einen „sicheren Bindungstyp" aufweisen, da sie dann in der Beziehungsgestaltung mit Patienten bindungs- und autonomiesuchende Verhaltensweisen im Sinne einer komplementären Beziehungsgestaltung flexibel einsetzen und beantworten können und sich die eigenen Ängste nicht übermäßig behindernd auswirken. Ein bei Therapeuten häufig vorliegendes Schema „emotionale Vernachlässigung" (Leahy, 2001) könnte jedoch bewirken, dass bei vielen Therapeuten eher ein mehr oder weniger gut kompensierter verstrickter Bindungstyp vorliegt. Dies schließt eine grundsätzliche Empathiefähigkeit und eine freundlich-zugewandte Ausstrahlung aber nicht aus, die nach Studienergebnissen günstig ist (Willutzki & Laireiter, 2005). Die zentrale Frage ist, ob es Persönlichkeitszüge gibt, die so hinderlich für das Erlernen des Therapeutenberufs sind, dass eine Aufnahme in die Ausbildung von vorneherein nicht erfolgen sollte. Als weiteres Problem schließt sich daran an, mit Hilfe welcher Methoden (Rollenspiele, Gruppenübungen, Fragebögen) diese Aspekte innerhalb eines Bewerbungs- und Aufnahmeprozederes sichtbar gemacht werden können, das lediglich Beobachtungen in einem künstlichen Rahmen erlaubt.

Alle Überlegungen und Erfahrungen führen zu dem Schluss, dass nicht einzelne Persönlichkeitsausprägungen hinderlicher sind als andere, sondern dass im Sinne einer „Metakompetenz" die Fähigkeit vorliegen sollte, sich selbst kritisch zu hinterfragen verbunden mit einem ausreichenden Ausmaß an Offenheit und Veränderungsbereitschaft. Mit anderen Worten: Weder beispielsweise ausgeprägte Schüchternheit, eine leichte Kränkbarkeit, Tendenz zur Selbstüberhöhung noch histrionische Tendenzen stellen grundsätzliche Hinderungsgründe dar, Psychotherapeut zu werden, solange zugleich ein Bewusstsein dafür besteht (bzw. hergestellt werden kann), dass die Tendenzen vorhanden sind und derjenige bereit ist, sich kritisch damit auseinanderzusetzen und daran zu arbeiten. Wie Laireiter (2000b) in seiner Analyse der Literatur zu den Ergebnissen von Selbsterfahrung und Eigentherapie zeigen konnte, ist die Entwicklung dieser Metakompetenz eine zentrale Aufgabe von Selbsterfahrung in der Psychotherapie und Verhaltenstherapie. Entsprechend kann ein achtsamer Umgang mit den eigenen Schemata und daraus resultierenden Modusaktivierungen diese Metakompetenz vermitteln.

Schlussfolgerungen für eine schematherapeutische Supervision:

Die schematherapeutischen Modelle (die schematherapeutischen Grundlagen werden in Kap. 6 ausführlich beschrieben) verhelfen zu einer differenzierten Einordnung der Reaktions*tendenzen* eines Therapeuten. Sie erlauben eine vorurteilsfreie Betrachtung mit geringerer Stigmatisierungsgefahr, wie sie die Verwendung der Begriffe aus den Persönlichkeitsstörungstheorien in sich bergen kann. Einer Supervisandin in einer kategorisierend-etikettierenden Weise zurückzumelden: „Sie reagieren narzisstisch" ist wenig konstruktiv, da der Begriff implizit vermitteln könnte, dass die Person generell in den Grundzügen ihrer Persönlichkeit narzisstisch und dies nicht veränderbar ist. Die Feinheiten der inneren Dynamik, auf die es letztlich ankommt, sind damit ebenfalls noch nicht verstanden, geschweige denn in ein brauchbares Störungsmodell übersetzt, welches Veränderungsschritte erst ermöglicht. Demgegenüber kann anhand von Mikrosituationen mit Hilfe der „Moduslandkarte" (vgl. Kap. 6.4) herausgearbeitet werden, mit welchen „inneren Anteilen" Therapeuten auf spezifische Modi von Patienten situativ reagieren und wie diese in einem dimensionalen Spektrum von Verhaltensweisen einzuordnen sind. Zugleich sind daraus konkrete Veränderungsziele ableitbar (das konkrete Vorgehen wird in Kap. 7 beschrieben).

Auch bezüglich der oben beschriebenen „Metakompetenzen" als Grundvoraussetzung für die Durchführung von Psychotherapie wie Offenheit (für Rückmeldungen), Fähigkeit zur kritischen Selbstreflexion und Veränderungsbereitschaft können schematherapeutische Konzepte hilfreich sein: Mit schematherapeutischen Worten formuliert sollte in der Person des Supervisanden von vorneherein ein ausreichend großer Anteil der Instanz des „Gesunden Erwachsenen" (vgl. Kap. 6.2) vorhanden sein, der lernen mit Hilfe von Supervision und Ausbildung ermöglicht. Diese Instanz kann sowohl analog dem analytischen Konzept der Ich-Stärke als auch im Kontext von achtsamkeitsbasierten Ansätzen verstanden werden und ist definiert als Fähigkeit zur bewertungs- und damit relativ emotionsfreien Selbstbeobachtung und -steuerung (Roediger, 2011).

4 Grundlagen der therapeutischen Beziehungsgestaltung

4.1 Die Bedeutung der therapeutischen Beziehung

Im Rahmen des bereits zitierten Forschungsgutachtens im Auftrag des Bundesministeriums für Gesundheit gaben immerhin 61 % aller befragten Absolventen an, Patienten mit Persönlichkeitsstörungen im Rahmen ihrer Ausbildung behandelt zu haben (Strauß et al., 2009). Dabei wurde nicht erfragt, ob und wie eine Patientenselektion seitens der Institute vorgenommen wird. Die Ergebnisse lassen darauf schließen, dass vermutlich bereits während der Ausbildung interaktionell ähnlich schwierige Patienten behandelt werden wie danach. Dies kann zu Beginn der Ausbildung insofern nachteilig sein, als dass es zu Überforderungsgefühlen und einschneidenden Misserfolgserfahrungen kommen kann, bevor eine ausreichende Basis an beruflichem Selbstvertrauen ausgebildet ist. Andererseits erscheint es sinnvoll, bereits im Rahmen der Ausbildung unter „geschützten Bedingungen" auch interaktionell anspruchsvolle Psychotherapien zu erlernen.

Gemeinhin gilt die Qualität der therapeutischen Beziehung als einer der wichtigsten Wirkfaktoren in einer Psychotherapie (Lambert & Ogles, 2004; Orlinsky, Rønnestad & Willutzki, 2004). Tatsächlich wurde die Fähigkeit, den interpersonalen Prozess in der Therapiebeziehung reflektieren und konstruktiv nutzen zu können, ebenfalls als wichtiger Faktor für einen positiven Verlauf einer Kognitiven Therapie identifiziert (Safran & Segal, 1996). Auch nach Willuzki und Laireiter (2005) gibt es viele Hinweise dafür, dass die Qualität der Beziehung in den ersten Sitzungen mit dem abschließenden Therapieergebnis in Zusammenhang steht sowie Therapieabbrüche beeinflusst (Beutler et al., 2004). Hilfreich erscheint die in der Literatur gängige Unterteilung der therapeutischen Beziehung in drei Komponenten (Willutzki & Laireiter, 2005):

1. affektive Komponente (gegenseitiges Vertrauen, „Bond")
2. aufgabenbezogene Aspekt (gemeinsame Therapiearbeit, „Task")
3. Zielkomponente (gemeinsame Anliegen und Aufträge, „Goal")

Vermutlich ist gegenseitiges Vertrauen eine notwendige Grundvoraussetzung für die gemeinsame „Therapiearbeit". Greenberg et al. (2003) sehen in der Empathie eine wichtige Grundkompetenz, die insbesondere in der ersten Therapiephase eine Rolle spielt, da mit Hilfe empathischer Einfühlung beispielsweise Therapieabbruchtendenzen erkannt und verhindert werden können. Gerade für weniger erfahrene Therapeuten scheint sie entscheidend zu sein und sollte daher mit Hilfe von Ausbildung und Supervision ausgebaut werden (Greenberg et al., 2003). Eine tragfähige, vertrauensvolle Beziehung allein reicht jedoch in den meisten Fällen nicht aus, um ein positives Therapieergebnis zu ermöglichen: Auch der Aspekt des Zielkonsenses (Komponente 3) und die sich daraus ableitende Arbeitshaltung (Komponente 2) scheinen bereits ab den ersten Sitzungen eine entscheidende Rolle für Patienten zu spielen, da sie emotionale Entlastung bewirken (Grawe, 1998). In der sogenannten „Cluster-C-Studie" in Holland konnten Arntz und Kollegen nachweisen, dass der präzise Einsatz von erlebnisaktivierenden Techniken und das damit verbundene Erfolgserlebnis sich sehr positiv auf die erlebte Beziehungsqualität auswirken (Vortrag auf der ISST-Tagung in New York am 19.5.2012). Technik und

Beziehung stehen damit in einer Wechselbeziehung und beeinflussen sich gegenseitig positiv. Für Supervision im Ausbildungskontext ergibt sich daher die anspruchsvolle Aufgabe, dass alle drei Aspekte und die hierfür notwendigen interaktionellen Kompetenzen erlernt und gefördert werden sollten.

4.2 „Arbeitsbeziehung“ versus „Schemabeziehung“

In der Verhaltenstherapie wird vor allem die therapeutische Arbeitsbeziehung als Wirkfaktor und wichtiges therapeutisches Agens betont. Kanfer et al. (2011) sprechen in diesem Zusammenhang von der „therapeutischen Allianz“ und konzipieren und beschreiben diese relativ differenziert. Dabei werden sowohl Regeln und Rollenvorgaben für den Therapeuten vorgestellt wie auch solche für den Patienten (vgl. dazu auch Schulte, 1996).

Bislang geringere Aufmerksamkeit hat in der Verhaltenstherapie jedoch die zweite Ebene der therapeutischen Beziehung erhalten, die Asendorpf und Banse (2000) als „persönliche Ebene“ bezeichnen und die ihrerseits wiederum aus verschiedenen Komponenten besteht (Laireiter, 2008): (a) aus der Realbeziehung (Gelso, 2011) und (b) aus der Übertragung und Gegenübertragung. Zwar wird in der Verhaltenstherapie nicht bestritten, dass sich in der Therapie zwei reale Menschen begegnen, die eine persönliche Beziehung zueinander aufbauen und sich gegenseitig entsprechend wahrnehmen und in persönlicher Echtheit begegnen (Realbeziehung), doch ist die Tatsache, dass zwischen beiden auch biografische Lernerfahrungen aus vergangenen Beziehungen wirken, so wie dies in der Psychoanalyse in dem Konzept der Übertragungsbeziehung beschrieben wird (Gelso & Hayes, 2002), in verhaltenstherapeutisches Denken noch nicht wirklich eingedrungen.

Ambühl (2005) problematisiert ebenfalls die Betonung der „Arbeitsbeitsbeziehung“ im herkömmlichen verhaltenstherapeutischen Beziehungsverständnis als Grundlage für den Veränderungsprozess (Komponente 2 und 3). Das traditionelle verhaltenstherapeutische Verständnis unterschätze die Komplexität des affektiven Aspektes der therapeutischen Beziehung und greife somit in vielen Fällen zu kurz. Seiner Meinung nach bedarf es der Konzeptionalisierung der Beziehung unter einer Konfliktperspektive nach Grawe (1998).

Die therapeutische Beziehung sollte im Sinne eines Lernfeldes verstanden werden, um korrigierende emotionale Erfahrungen zu ermöglichen (Ambühl, 2005). Es geht also auch darum, *an* und *in* der therapeutischen Beziehung zu arbeiten.

In Anlehnung an diese Überlegungen spricht Laireiter (2008) von der so genannten „Schemaebene der therapeutischen Beziehung“ und konzipiert die sogenannte *Schemabeziehung* als eine durch interaktionelle biografische Erfahrungen geprägte Form der Beziehungsaufnahme im psychotherapeutischen Geschehen. In diesem Konzept wird angenommen, dass Beziehungsmuster (interaktionelle Schemata) sowohl vonseiten des Patienten wie auch vonseiten des Therapeuten auf die gemeinsame Beziehungsgestaltung wirken und den therapeutischen Prozess und deren Ergebnis zum Teil nachhaltig beeinflussen können. Vor allem aber sind schemagetragene Prozesse, da sie dem Bewusstsein in der Regel nicht zugänglich sind (episodisches Gedächtnis), oft Anlass von Beziehungsproblemen und Beziehungsstörungen in der therapeutischen Beziehung und bedürfen einer speziellen Bearbeitung.

4.3 Beziehungsprobleme als „Beziehungstests“

Vielfach werden „Beziehungstests“ als Konfliktmomente und interaktionelle Stolperfallen für den Therapeuten genannt (Ambühl, 2005; Sachse, 2004). Beispielhaft für eine solche Konzeptualisierung von „Test“ sei hier das Konzept der San Francisco Psychotherapy Research Group um Weiss und Sampson (1986, zitiert nach Ambühl, 2005) skizziert: Beim „Beziehungstest“ lädt der Patient dazu ein, so mit ihm umzugehen, wie die eigenen Eltern mit ihm umgegangen sind (z. B. Patient kommt zu spät und erwartet vom Therapeuten, dass dieser ihn bestraft). Beim „Rollenumkehrtest“ geschieht das Gegenteil. Der Patient verhält sich gegenüber dem Therapeuten so wie damals seine Eltern sich ihm gegenüber verhalten haben (z. B. abwertend) und erwartet, dass der Therapeut sich so verhält wie er sich damals als Kind verhalten hat (unterwürfig). Der Patient hofft jedoch zugleich auf eine modellhaft bewältigende Reaktion des Therapeuten (z. B. sich abgrenzen und den Patienten in seine Schranken weisen). Kennzeichnend ist dabei die innere Ambivalenz des Patienten: Einerseits erwartet er eine Bestätigung des Musters, zugleich hofft er auf ein anderes Verhalten des Therapeuten, welches ihm eine korrektive emotionale Erfahrung ermöglicht.

Beachte:

Um auf solche Beziehungstests vorbereitet zu sein, ist es entscheidend, dass der Therapeut frühzeitig ein Verständnis der wichtigsten Beziehungsmuster des Patienten erlangt (Ambühl, 2005).

Vergleichbares findet sich auch in dem Ansatz des „Cognitive Behavioral Analysis System of Psychotherapy (CBASP)“ von James McCullough (dt. 2006) zur Behandlung chronischer Depression. In beiden Fällen wird – ähnlich wie bei Bowlby (1995) – davon ausgegangen, dass vergangene (frühkindliche) Beziehungserfahrungen im Gedächtnis über sogenannte interaktionelle oder Beziehungsschemata abgespeichert und erhalten bleiben (Bowlby spricht in diesem Zusammenhang von sogenannten „inneren Arbeitsmodellen“ (inner working models)), die zukünftige Beziehungen in ihrem Erleben und Verhalten und damit in ihrer Gestaltung beeinflussen. Im Gegensatz zur Psychoanalyse wird allerdings sowohl in der modernen Bindungsforschung (Cassidy & Shaver, 2008) wie auch in der Beziehungsforschung (Asendorpf & Banse, 2000) nicht davon ausgegangen, dass derartige Schemata determinierend nur in der Kindheit entwickelt werden können. Vielmehr wird angenommen, dass diese auch noch später generiert werden können, wie sie auch einer lebenslangen Veränderung unterworfen werden können, was bedeutet, dass Veränderung auch von grundlegenden Beziehungsschemata von Therapeuten im Rahmen von Supervision/Selbsterfahrung prinzipiell möglich ist.

4.4 Übertragung und Gegenübertragung

Im psychodynamischen Kontext wird zur Klärung der Beziehung zwischen Therapeut und Patient das Modell der Übertragung und Gegenübertragung (König, 1991, zitiert nach Schmelzer, 1997) bzw. das Modell des Beziehungstests von Weiss und Sampson (1986) eingesetzt. Wir bevorzugen wie Schmelzer die Konzeptualisierung der Interaktion als „reziproken Schema-Transfer“ bzw. als Moduszirkel (Roediger & Laireiter, 2013), welcher in jeder Art von Beziehung stattfindet.

Insbesondere in der Therapie mit Patienten mit interaktionellen Störungen dient die Differenzierung des „Schema-Transfers“ einer Klärung und Lösung. Eine weiterführende Überlegung Schmelzers (und auch Grawes, 2004) ist, dass (nur) aktualisierte Schemata korrigiert werden können. Im Unterschied zu analytischen Modellen geht Schmelzer davon aus, dass es nicht notwendigerweise einer Rückverfolgung bis zu den biografischen Ursachen bedarf, sondern dass auch eine korrigierende Erfahrung des aktivierten Musters im „Hier und Jetzt“ erfolgversprechend ist (Schmelzer, 1997, S. 206).

Übertragen auf Supervisanden ist davon auszugehen, dass ein „Sich-bewusst-werden“ über eigene aktualisierte emotional-kognitive Schemata bei einer ausreichenden Selbstreflexions- und Steuerungskompetenz einen ausreichenden Anstoß darstellen können, eine Änderung auf Verhaltensebene einzuleiten. Dies kann im weiteren Verlauf der Supervision anhand der Videoaufnahmen überprüft werden. Ansonsten bedarf es einer vertieften Bearbeitung (z. B. in Form einer Eigentherapie). Während Schmelzer dafür plädiert, die analytischen Begriffe der „Übertragung“ und „Gegenübertragung“ auch im verhaltenstherapeutischen Kontext zu verwenden, um jeweils die Hauptrichtung der Interaktion kennzeichnen zu können, schlagen wir vor, symmetrisch von Schemaaktivierungen bzw. Modi auf Patienten und Therapeutenseite zu sprechen, ähnlich wie von Roediger (2010) in der Paarinteraktion beschrieben.

4.5 Weitere zentrale Konzepte der therapeutischen Beziehungsgestaltung

Welche theoretischen Kenntnisse sind zum Verständnis interpersonaler Interaktionen hilfreich bzw. notwendig? Aus unserer Sicht sind das über das in einer Verhaltenstherapieausbildung regelhaft vermittelte hinaus vor allem die Ergebnisse der Bindungsforschung (vgl. Kap. 4.5.1) und die damit verbundene Einbeziehung der frühsten Beziehungserfahrungen, die Grundbedürfnisorientierung, das Konzept der „doppelten Handlungsregulation“ von Sachse und die daraus folgende sogenannte Komplementäre Beziehungsgestaltung (vgl. Kap. 4.5.2) sowie die Emotionstheorien (vgl. Kap. 4.5.4). Das in Kapitel 6.2 beschriebene Modusmodell verbindet diese Elemente zu einem konsistenten Modell und einem daraus schlüssig abgeleiteten Vorgehen.

4.5.1 Annahmen der Bindungstheorie und der Strategisch Behavioralen Therapie

Ebenfalls sehr hilfreich für die Analyse und das Verständnis der Besonderheiten der therapeutischen Beziehungsgestaltung ist die auf den Annahmen der Bindungstheorie aufbauende Strategisch Behaviorale Therapie (SBT, Sulz, 1994; Hauke, 2010). Ausgehend von frühen Bindungserfahrungen mit wichtigen Bezugspersonen bildet sich beim Säugling/Kleinkind ein kognitiv-affektiv-physiologisches Schema heraus, mit welchen Mitteln (Bewältigungsstrategien, explizite Motive) die Befriedigung der zentralen Grundbedürfnisse des Kindes (implizite Motive, vor allem Bindung oder Autonomie) durch die Bezugsperson gesichert werden können. Die Autoren nennen die so erlernten Bewältigungsreaktionen „Überlebensregel" (z. B. „Nur wenn ich immer auf Überlegenheit achte und niemals Schwäche zeige, dann bewahre ich mir Kontrolle und verhindere vernichtet zu werden"). Gemeinsam ist allen Menschen, dass sie stets die Ausbalancierung der beiden zentralen Bedürfnisse Bindung und Autonomie intendieren, um ein subjektives Gefühl der Sicherheit zu erlangen. Hauke (2010) skizziert ein Modell, bei dem er zwei Extremvarianten der Sicherheitsregulation unterscheidet, welche uns im therapeutischen Kontext häufig begegnen: Personen, die Sicherheit schwerpunktmäßig durch Autonomie beziehen sowie Menschen, die Sicherheit überwiegend durch Bindung erhalten. Der gesamten Komplexität des menschlichen Erlebens wird am ehesten das Modell des sogenannten „Bindungsraums" (Bartholomew & Horowitz, 1991) gerecht, bei dem die Dimensionen „geringe vs. hohe Angst" und „Vermeidung" vs. „Annäherung" auf zwei orthogonalen Achsen abgetragen werden, woraus sich im wesentlichen vier Bindungs-Typen ergeben, deren Übergänge jedoch fließend sind. Hauke (2010) formuliert, dass Therapeuten Merkmale guter, schutzspendender Bezugspersonen haben sollten und ihren Patienten die Gelegenheit geben sollten, deren Muster zu erproben und zu überprüfen. Beim Einlassen auf die therapeutische Beziehung werden beim Patienten naturgemäß die zentralen Beziehungsängste und die dazugehörigen Überlebensregeln (explizite Motive, maladaptive Bewältigungsstrategien wie Machtspiele, Manipulationen, Vermeidung) aktiviert. Der Therapeut hat die Aufgabe, das dahinterliegende implizite Bedürfnis nach Autonomie oder Bindung zu erkennen und zunächst zu befriedigen. Im späteren Verlauf sollte der Therapeut das Bedürfnis in milder Form gezielt frustrieren, um alternatives Fühlen (z. B. Ärger) und Handeln außerhalb der eng gesteckten Sicherheitsgrenzen des Patienten und damit neue Erfahrungen zu ermöglichen. Hauke (2010) schlägt entsprechend vor, das veränderte Erleben dem Therapeuten gegenüber explizit mit dem Patienten zu bearbeiten, d. h. es wird eine emotionale Arbeit *mit* der therapeutischen Beziehung intendiert. Patienten sollen lernen, in kleinen Schritten gegen die eigene Überlebensregel – auch oder gerade innerhalb der therapeutischen Beziehung – zu verstoßen. Diese Überlegungen erscheinen uns wertvoll, schließt sich hier doch eine Lücke der traditionellen Verhaltenstherapie hinsichtlich des Verständnisses biografischer Entstehung interaktioneller Charakteristika sowie deren Bearbeitung.

4.5.2 Doppelte Handlungsregulation und Komplementäre Beziehungsgestaltung

Ein weiteres für das therapeutische Vorgehen wichtiges Element ist Sachses Modell der „doppelten Handlungsregulation" bei Personen mit Persönlichkeitsstörungen (Sachse, 2004). Er beschreibt eine zugrundeliegende Motivebene, auf der zentrale interaktionelle Grundbedürfnisse (wie z. B. Bindung und Autonomie, aber auch Wichtigkeit und Anerkennung durch andere) angesiedelt sind. Zusätzlich existieren dysfunktionale Annahmen über sich selbst („Ich bin es nicht wert, wichtig genommen zu werden") und andere

Menschen („Andere nehmen mich nicht wichtig“). Aufgrund der sich daraus möglicherweise ergebenden inneren Konflikte, die das frustrierte Grundbedürfnis als unerfüllbar erscheinen lassen, werden Verhaltensregeln/-muster abgeleitet, wie sich die Person im Kontakt mit anderen Menschen verhalten muss (klammern, festhalten, manipulieren), um das grundlegende frustrierte Bedürfnis soweit wie möglich dennoch befriedigt zu bekommen. Diese Verhaltensmuster werden als die sogenannte „Spielebene“ bezeichnet. Dies entspricht der Überlebensregel der Strategisch Behavioralen Therapie bzw. den Bewältigungsreaktionen in der Schematherapie. Nach Sachse sollten sich Therapeuten komplementär zur Motivebene verhalten, was beinhaltet, dass der Therapeut sich, „soweit dies im Rahmen der therapeutischen Regeln möglich und vertretbar ist, so verhält, dass wesentliche Beziehungsmotive des Klienten befriedigt werden“ (S. 19). Allerdings sollten sich Therapeuten *nicht* komplementär zur Spielebene verhalten, da dies das dysfunktionale Verhalten stabilisieren würde. Diese Differenzierung erscheint uns absolut zentral für eine heilsame Beziehungsgestaltung und bedarf oftmals eines Blickes „von außen“ mit Hilfe von Supervision.

Vergleich des Modells der „doppelten Handlungsregulation mit der schematherapeutischen Perspektive

(An dieser Stelle werden die in Kapitel 6 erklärten Schematherapeutischen Begriffe verwendet. Leser, die mit diesen nicht vertraut sind, mögen daher zunächst das Kapitel 6 lesen.) Sowohl die schematherapeutische Theorie nach Young et al. (2005) als auch Sachses Modell der doppelten Handlungsregulation (2004) gehen von frustrierten Grundbedürfnissen als ursächliches Problem für die Bildung dysfunktionaler Schemata und deren spätere Aktivierung aus. Nach Sachse ergibt sich ein grundlegender Konflikt aus frustrierten Beziehungsmotiven und dysfunktionalem Selbstkonzeptschema, die sich widersprechen und somit die zentralen Motive als nicht erreichbar erscheinen lassen. Die sogenannte „Spielebene“ dient der Lösung aus dem Dilemma, da sie es zumindest kurzfristig ermöglicht, interaktionelle Ziele trotz negativer Schemata zu erreichen. Die Spielebene entspricht den maladaptiven Bewältigungsmodi bei Young, teilweise ebenfalls resultierend aus einem inneren Konflikt (Roediger, 2011). Die Konfliktspannung entsteht bei Sachse zwischen den übernommenen „Annahmen über sich selbst“ und den Grundbedürfnissen, bei Young ganz ähnlich zwischen den Grundbedürfnissen und strafenden oder (über-) fordernden „Innere-Eltern“-Modi, die als internalisierte Stimmen der frühen Bezugspersonen – in der Regel der Eltern – verstanden werden. Sachse geht außerdem von inhaltsspezifischen Annahmen aus, die er unterschiedlichen Persönlichkeitsstörungen zuordnet (2004), was einer Typisierung und somit Vereinfachung dient. Auch im Schematherapie-Modell lassen sich spezifische Korrelationen sowohl zwischen bestimmten Schemata (Grutschpalk, 2008) als auch Bewältigungsmodi (Lobbestael, 2008) nachweisen. Beiden Ansätzen ist gemeinsam, dass sie Konzepte für eine differenzielle Beziehungsgestaltung bereitstellen: Sie betonen eine hintergründige, innere Motiv- und Aktivierungsebene, die zu vordergründigen Bewältigungsreaktionen führt. Aufgabe der Therapeuten ist, zunächst konstruktiv auf vordergründiges, maladaptives (stellenweise für den Therapeuten auch aversives) Verhalten zu reagieren und zur Motivebene im Hintergrund vorzudringen. Ziel *beider Theorien* ist es, eine komplementäre Beziehungsgestaltung zu ermöglichen, um die Grundbedürfnisse der Patienten zu befriedigen.

Dabei werden die im Wege stehenden Selbstschemata bzw. Innere-Eltern-Modi entmachtet, damit letztlich das früh erlernte und größtenteils unbewusst eingesetzte Bewältigungsverhalten zugunsten eines neu erlernten, funktionalen Verhaltens im Sinne eines *Gesunden Erwachsenen* überwunden werden kann.

4.5.3 Bezug dieser theoretischen Konzepte zur Supervision

Psychotherapien sind in diesem Sinne „Laborsituationen", um dysfunktionale Interaktionsmuster kontrolliert zu aktivieren, bewusst zu reflektieren und durch funktionale Einstellungen und Verhaltensantworten zu bewältigen. Das in Kapitel 6 erläuterte Modusmodell erlaubt, diese Aktivierungen für die Supervisanden in der Supervision nachvollziehbar zu konzeptualisieren.

Die Supervisanden werden dadurch konstruktiv zu einer Selbstentwicklung motiviert. Sie bleiben auch bei schwierigem Interaktionsverhalten des Patienten handlungsfähig. Es wird eine hilfreiche Modifikation der Bewältigungsreaktionen und möglicherweise auch der zugrundeliegenden Schemata sowohl beim Supervisanden als auch beim Patienten angeregt und möglich.

Die skizzierten Konzepte erleichtern es, die Dynamik zwischen Patient und Supervisand zu erfassen und zu strukturieren, wenn Supervisanden (und Supervisoren) „den Wald vor lauter Bäumen nicht mehr sehen", d. h. sich in interaktionellen, dysfunktionalen Bewältigungsreaktionen zu verstricken drohen. Eine schematherapeutische Interaktionsanalyse gibt hierfür sowohl Therapeuten wie auch Supervisoren ein geeignetes Instrumentarium an die Hand.

Fallbeispiel: Komplementäre Beziehungsgestaltung

Supervisandin K. berichtet in der Supervision von ihrem Patienten D., mit dem sie sich in der Anfangsphase der Therapie befindet.

Die Therapeutin berichtet unter Druck: „Es ist gerade richtig brenzlig mit Herrn D. Ich habe den Eindruck, Herr D. könnte mir abspringen. Was könnte ich tun, um ihn zu halten?"

Supervisor (SV): „Wie kommen Sie zu Ihrem Eindruck?"

Therapeutin (Th): „Seit ich angesprochen habe, dass ich zusätzlich eine Gruppentherapie für sinnvoll halte, zweifelt er am Sinn der Einzeltherapie. Er sagte, er frage sich, ob er hier richtig ist. Außerdem bemerke ich, dass er seitdem vorne auf der Stuhlkante sitzt und die Jacke anbehält in der Sitzung."

SV: „Wie geht es Ihnen damit und wie verhalten Sie sich ihm gegenüber?"

Th: „Ich habe Angst, dass er geht, fasse ihn mit Samthandschuhen an und wage es nicht, ihn zu fordern, zum Beispiel Hausaufgaben aufzugeben."

SV: „Dann lassen Sie uns doch zunächst schauen, was der Vorschlag von Gruppentherapie bei ihm ausgelöst haben könnte. Welche Schemata/Ängste wurden möglicherweise aktiviert?"

Th: „Vielleicht die Angst, dass er bei mir in der Einzeltherapie nicht willkommen ist, dass ich ihn loswerden möchte, ihn in die Gruppentherapie abschieben oder ihn ablehnen könnte."

SV: „Welche Bewältigungsstrategien dominieren bei ihm möglicherweise – aus dem geschlossen, was wir über ihn wissen?"

Th: „Hmm, ich schließe aus dem, was ich bisher zum Beispiel bezüglich Partnerschaften von ihm erfahren habe, dass er dazu neigt, aus dem Kontakt zu flüchten und sich zu trennen, bevor der andere ihn ablehnt oder sich von ihm trennt."
SV: „Was ist vermutlich das eigentliche/dahinterstehende Bedürfnis, welches in der Kindheit von wichtigen Bezugspersonen frustriert wurde?"
Th: „Ich denke, er möchte eigentlich vermittelt bekommen, dass er willkommen ist."
SV: „Wenn wir uns dies alles vor Augen führen – seine Angst, sein dahinterstehendes Bedürfnis – was könnten Sie tun, um ihn zu halten?"
Th: „Ich könnte ansprechen, dass ich die Tendenz zu gehen bei ihm wahrnehme und mich das besorgt, weil ich gerne mit ihm arbeite und weiter arbeiten möchte. Wenn das bei ihm angekommen ist und er beruhigt reagiert, kann ich ihn fragen, was der Vorschlag von Gruppentherapie bei ihm ausgelöst hat. Wenn wir uns dies in Ruhe angeschaut haben, können wir noch überlegen, ob er die gleiche Reaktion aus anderen Zusammenhängen (Partnerschaft) kennt. Außerdem kann ich ihm erklären, weshalb ich ihm dies vorschlug und es als Lernaufgabe formulieren, seine Angst vor Ablehnung zu überprüfen."
SV: „Gut, dann lassen Sie uns nun ein Rollenspiel durchführen, in dem Sie üben, wie Sie dies mit ihm besprechen könnten."

4.5.4 Die Bedeutung der Emotionstheorien

Im Rahmen der sogenannten „3. Welle" in der Verhaltenstherapie (z.B. Hayes et al., 2012; Öst, 2008) hat sich der Fokus auch in der Verhaltenstherapie von den kognitiven auf emotionale Prozesse verschoben. Es gibt zahlreiche Hinweise aus der Wahrnehmungs- und Hirnforschung, dass emotionale Prozesse nicht primär mit der Aktivierung kognitiver Zentren des Gehirns einhergehen müssen oder nachgeordnet ablaufen. Im Gegenteil: Es wird angenommen, dass kognitive Prozesse wesentlich von *bereits stattgefundenen* emotionalen Vorgängen beeinflusst werden (LeDoux & Phelps, 2000, zitiert nach Lammers, 2007). Eindrücklich zeigte sich die Bedeutung von emotionalen Prozessen in Therapiestudien: Die emotionale Intensität von Therapiesitzungen erwies sich als einer der besten Prädiktoren für den Therapieerfolg (Beutler et al., 2000; Znoj et al., 2004).

Wichtig:

Entsprechend dem Stellenwert von emotionalen Prozessen für psychische Veränderungen sollten auch im Rahmen von Verhaltenstherapieausbildungen Emotionstheorien in Theorieseminaren und innerhalb der Supervision vermittelt werden.

Das Erkennen und die Einordnung der emotionalen Prozesse des Patienten ist eine anspruchsvolle Aufgabe. Welche Emotionen wann und weshalb gefördert werden sollen kann sehr unterschiedlich sein, insbesondere sekundäre bzw. sozial vermittelte Emotionen müssen als solche erkannt und unterschieden werden von primären bzw. sogenannten Basisemotionen (Ekman, 1993), da erstere in maladaptive Bewältigungsstrategien münden.

Auch Greenberg et al. (2003) verwenden den Begriff des emotionalen Schemas, welcher auf der Annahme basiert, „dass Menschen ihre wichtigen Lebenserfahrungen in einer unbewussten, automatisch aktivierten emotionalen Reaktion bzw. im implizit-emotionalen Gedächtnis gespeichert haben" (zitiert nach Lammers, 2007, S. 75). Teil eines solchen Schemas sind meist unkonditionierte, präkognitiv abgespeicherte, *primäre* Emotionen, auch vergleichbar mit dem primären Appraisal nach Lazarus (1991). Im Anschluss daran erfolgt eine in Bruchteilen von Sekunden ablaufende sekundäre Bewertung dieser Emotion (z. B. als gefährlich oder kränkend), das sogenannte „sekundäre Appraisal der primären Emotion", und es wird unter Einbeziehung des sozial Erlernten eine neue, sogenannte sekundäre, Emotion erzeugt, die sich in den Vordergrund des Erlebens schiebt. Ein Beispiel: Ein Kind erlebt zunächst Traurigkeit (Primäre Emotion) aufgrund von Zurückweisung durch die Eltern. Falls es zuvor durch die Bezugspersonen erlernt hat, dass es als Konsequenz des Ausdrucks von Traurigkeit eine Strafe erfuhr, erfolgt die schnelle Bewertung: „Traurigkeit bedeutet, dass du schwach/fehlerhaft/schlecht bist" (sekundäres Appraisal) und es könnte sich die „sozial erlaubte" Emotion Scham einstellen.

Im Schematherapiemodell gehen an der Stelle des *sekundären Appraisals* die verinnerlichten Bewertungen der Innere-Eltern-Modi ein (siehe Kap. 6.2 dieses Buches).

Roediger (2011) ordnet die primären Emotionen den Kindmodi (vgl. Kap. 6.2) zu als Ausdruck der „unverfälschten" physiologischen Aktivierung infolge frustrierter oder erfüllter Grundbedürfnisse. Diese sind in der schematherapeutischen Konzeption im Unterschied zu Greenberg ausschließlich die biologisch basierten „Basisemotionen" Trauer, Wut, Angst, Ekel, Freude und Überraschung (Ekman, 1993). Es wird davon ausgegangen, dass Menschen mit dieser emotionalen Grundausstattung sozusagen „auf die Welt kommen". Komplexe Emotionen wie Schuld und Scham, Minderwertigkeit, Verachtung, Stolz werden im schematherapeutischen Modell immer als soziale bzw. sekundär entstandene Emotionen definiert, da in ihnen sozial vermittelte Bewertungen enthalten sind. Sie werden als Reaktion auf ursprünglich reale, später internalisierte Elternanteile entstanden angesehen und daher immer den maladaptiven Bewältigungsmodi zugeordnet. Das schematherapeutische Emotionskonzept ist damit gegenüber dem Greenberg'schen Ansatz vereinfacht.

Lammers (2007) beschreibt, dass es aufgrund der in der Therapie entstehenden Beziehungsdichte hochwahrscheinlich ist, dass im Kontakt mit dem Therapeuten primäre Emotionen aktiviert werden sowie die damit verbundenen maladaptiven Bewältigungsmodi samt der sekundären Emotionen (S. 130). Der Therapeut müsse in der Lage sein, diese Aktivierungen zu erkennen und im Rahmen der komplementären Beziehungsgestaltung (vgl. Kap. 4.5.2) zu den primären Emotionen als Ausdruck der unbefriedigten Grundbedürfnisse vorzudringen und diese zu befriedigen, damit Patienten getröstet werden, sich beruhigen etc.

Bezug zur Supervision

Im folgenden Fallbeispiel wird beschrieben, wie die Bewältigungsmodi mit ihren sekundären Emotionen bzw. die Spielebene nach Sachse (2004) in der Supervision herausgearbeitet und eine komplementäre Beziehungsgestaltung zu der Motivebene etabliert werden kann. Hierbei werden noch keine schematherapeutischen Begriffe verwendet (diese werden in Kap. 6 eingeführt).

Fallbeispiel: Erwachsener Patient: Unterscheidung primäre/sekundäre Emotionen
Die Therapeutin S. äußert in der Supervision: „Ich komme mit meinem Patienten nicht weiter, er hat mich irgendwie in der Hand, es ist wie als steuere er den Prozess und spiele mit mir."
In der Videoaufnahme wird deutlich, dass der Patient bei der Schilderung von belastenden Situationen, zum Beispiel Streit mit der Partnerin, unvermittelt schrill loslacht, die Therapeutin lächelt dann ebenfalls und fragt sehr vorsichtig nach den äußeren Gegebenheiten, wie der Streit ablief, die Ehefrau reagiert hat etc.
Gemeinsam wird herausgearbeitet, dass die Therapeutin auf der Spielebene des Patienten („Selbstdarstellung als cool, unberührbar") komplementär (mit Lächeln) reagiert. Das sekundäre Gefühl des Patienten ist Überheblichkeit, aus der das Bewältigungsverhalten Lachen resultiert. Die zugrundeliegenden primären Emotionen sind vermutlich Angst oder Trauer resultierend aus dem frustrierten Grundbedürfnis nach Anerkennung. Gemeinsam wird im Rollenspiel geübt, wie die Therapeutin die zugrundeliegenden Emotionen ansprechen und diesen dann konstruktiv, nämlich komplementär auf der Motivebene, begegnen kann.

Das folgende Fallbeispiel entstammt der Kindertherapie. Auch hier geht es um die Differenzierung verschiedener emotionaler Ebenen und die Aufdeckung der hintergründigen Emotionen als Ausdruck unerfüllter Bedürfnisse.

Fallbeispiel: Kindertherapie: Unterscheidung von primären und sekundären Emotionen
Supervisandin B. berichtet, ihr Patient M., 8 Jahre alt, sei schwierig. Er mache zu Hause viel Ärger und sie bekomme ihn in der Therapiestunde auch nicht so recht zu fassen. In der Videoaufnahme zeigt sich folgende Interaktion:
M. berichtet, dass er zu Hause Ärger bekommen habe, weil er (aus Wut) eine Wasserflasche auf den Boden geschleudert habe. Während er von der heftigen aggressiven Reaktion der Mutter berichtet, wirkt er kurz betroffen, dann lächelt er und berichtet mit überlegenem Tonfall, dass er schnell in ein anderes Zimmer gerannt sei und sich nicht entschuldigt habe. Die Therapeutin lächelt ebenfalls und entschuldigt ihn sofort „Das kann jedem mal passieren."
SV: „Wie ging es Ihnen, als er Ihnen die Szene schilderte?"
Th: „Einerseits tat er mir leid, weil er sich wohl mir gegenüber schämte und Schuldgefühle hatte, und seine Mutter oftmals überschießend aggressiv auf ihn reagiert. Andererseits ärgert es mich, dass er keine Einsicht zeigt und der Mutter und auch mir aus dem Kontakt geht und sich nicht entschuldigt."
Gemeinsam wird nun in der Supervision erarbeitet, dass bei dem Jungen vermutlich Scham- oder Schuldgefühle vorliegen, auf die er mit lächeln (Vermeidung als maladaptiver Bewältigungsmodus) reagiert, um sich der Therapeutin gegenüber unangreifbar zu zeigen. Die Therapeutin reagiert *auf der Spielebene* komplementär: Sie lächelt und entschuldigt ihn und verstärkt dadurch das dysfunktionale Verhalten. Es wird erarbeitet, dass zunächst die schamhaft wirkende Betroffenheit des Jungen von der Therapeutin fokussiert werden sollte, um herauszufinden, welche primären Emotionen vorliegen. Falls übermäßige Scham vorhanden ist, kann dies thematisiert werden. Eventuell zugrunde liegende primäre Gefühle von Traurigkeit oder Wut als Ausdruck eines unerfüllten Bedürfnisses nach Anerkennung oder Zuwendung durch die Mutter können dann ebenfalls bearbeitet werden.

5 Erlebnisaktiviertes Lernen in der Supervision

In mehreren Studien (Henry et al., 1993a, b; Dodenhoff, 1981) zeigte sich folgender Zusammenhang zwischen Supervisionsdidaktik und therapeutischer Kompetenz: Ein aktiv-direktiver Supervisionsstil im Sinne von häufigem Unterbrechen von Videoaufnahmen, Eingehen auf und Bewerten von konkretem Therapeutenverhalten, Eingehen auf dessen Gedanken und Motive erwies sich als erfolgreicher als globale Urteile oder das Fokussieren auf die Patientendynamik und diagnostische Fragestellungen. Andere Autoren (z. B. Cross & Brown, 1983) betonen, dass der aktiv-direktive Supervisionsstil entsprechend den genannten Entwicklungsmodellen von Supervision (vgl. Kap. 2) vor allem in der *ersten Phase* der Berufstätigkeit überlegen ist. In anderen Untersuchungen erwies sich Live-Supervision sogar gegenüber der Videoanalyse als überlegen (Szigethy, 2004). Aus den Ergebnissen kann insgesamt geschlussfolgert werden, dass Supervision (insbesondere zu Beginn der Berufstätigkeit) möglichst eng am tatsächlichen Geschehen zwischen Therapeut und Patient stattfinden sollte, um eine Transferleistung und Übertragung auf die reale Situation zu ermöglichen. Wertvolle Hinweise darauf, wie gelehrt werden sollte, geben uns möglicherweise Überlegungen aus der Therapieforschung:

Grawe (1998) führt als ein wesentliches Wirkprinzip für Psychotherapie die *prozessuale Aktivierung* an. Prozessuale Aktivierung beinhaltet, dass „die Aufmerksamkeit auf das gerichtet ist, was der Patient wahrnimmt, fühlt, denkt, tun und vermeiden möchte" (Grawe, 1998, S. 93). Es wird davon ausgegangen, dass nur das geändert werden kann, was gerade abläuft bzw. aktualisiert ist, zum Beispiel Angst vor der Angst, der Impuls zu vermeiden oder Befürchtungen bezüglich Reaktionen seitens des Therapeuten. Reine Gespräche über diese Themen tragen zwar zur Klärung bei und können somit der Vorbereitung zur Veränderung dienen. Aber die eigentliche Veränderung auf Schemaebene realisiert sich durch aktuelles, emotionales Erleben. Eine Schwierigkeit ist dabei, dass prozessuale Aktivierung kein Selbstzweck sein sollte, sondern Moderatorfunktion hat bei der Zielerreichung, d. h. bei der Intentionsrealisierung. Man braucht somit zusätzlich Vorstellungen davon, welche Emotionen wann fokussiert und aktualisiert werden sollten im Sinne des jeweiligen individuellen Störungsmodells des Patienten. Hilfreich sind hierfür die bereits erwähnten differenzierten Emotionstheorien, zum Beispiel zur Unterscheidung von primären vs. sekundären bzw. basalen und sozial vermittelten Emotionen nach Greenberg (zitiert nach Lammers, 2007) bzw. Roediger (2011).

Nach Grawe und zahlreichen anderen Autoren ist der Einfluss der prozessualen Aktivierung auf das Therapieergebnis empirisch gut belegt (vgl. Lammers, 2007, S. 17–20). Für den Supervisionserfolg bleibt dies zu überprüfen, wobei zunächst geklärt werden müsste, wie dieser zu operationalisieren ist. Übertragen auf die Supervisionssituation könnte das zweierlei bedeuten:

1. Es ist wichtig, dass Supervisanden das „Handwerkszeug" gelehrt bekommen, wie sie die prozessuale Aktivierung/Problemaktualisierung beim Patienten in der therapeutischen Beziehung verstehen und handhaben können. Dazu bedarf es der Vermittlung von theoretischen Konzepten zu Emotionstheorien einerseits in Form von Theorieseminaren, damit die Hintergründe des Vorgehens verstanden und das Vorgehen an die einzelnen Patienten angepasst werden kann. Andererseits muss die Umsetzung des

theoretisch Erlernten in der Supervision am konkreten Patientenbeispiel reflektiert, verarbeitet, angeleitet und somit vertieft gelernt werden.
2. Es kann geschlussfolgert werden, dass auch Supervisanden dann am besten lernen, wenn nicht nur über das Therapiegeschehen gesprochen wird, sondern begleitend interne Prozesse des Supervisanden fokussiert werden (Ängste, Hilflosigkeit, vermiedene Gefühle oder Handlungstendenzen dem Patienten gegenüber). Veränderungen können dann am nachhaltigsten erfolgen, wenn der Supervisand eine unmittelbare Erfahrung machen kann (entweder durch Fokussierung auf das eigene Erleben beim Berichten, Videokonfrontation mit der Therapiesituation oder in Rollenspielen). Das gemeinsame Betrachten von Videos richtet dabei den Blick auf ein „Drittes“ (sog. „joint referencing“) und schafft eine gemeinsame Beobachtungsgrundlage, von der aus eine empathische Konfrontation viel besser angenommen wird als im direkten Gespräch.

Im folgenden Fallbeispiel wird beschrieben, welche Befürchtungen die Verwendung von Videoaufnahmen in der Supervision verhindern und wie diese bewältigt werden können.

Fallbeispiel: Videoaufnahmen

Der Supervisorin fällt auf, dass Supervisandin S. mehrfach zwar Audioaufnahmen, jedoch keine Videos mitbringt.

SV: „Mir fällt auf, dass Sie keine Videos mitbringen.“

Th: „Ja, ich habe Angst davor, mich hier zu zeigen. In der Sitzung mit den Patienten kann ich nicht natürlich sein, weil ich immer daran denken muss, dass ich aufgenommen werde.“

SV: „Womit hängt das zusammen?“

Th: „Hmm, ich weiß es nicht genau.“

SV: „Sind Sie damit einverstanden, zu diesem Thema eine Imaginationsübung zu machen, um herauszufinden, welche biografischen Erfahrungen auftauchen?“

Th: „Ja, sehr gerne. Ich möchte das gerne herausfinden, weil es mich verunsichert ...“

Da die Therapeutin es ausdrücklich wünscht, wird nun eine diagnostische Imaginationsübung sensu Young (2005) durchgeführt: Beim sogenannten „float back“ tauchen Szenen in der Schule auf, bei denen sich die Therapeutin von Lehrern gedemütigt und bloßgestellt fühlte.

(Diese Brücke zur Entstehungssituation hergestellt zu haben, kann bereits als Erkenntnis und Erfahrung ausreichen und der Therapeutin dazu verhelfen, sich der aktuellen Situation „Videoaufnahmen in der Supervision zeigen“ stellen zu können. Falls dies nicht ausreicht und die Therapeutin weitere Hilfestellung benötigt, kann eine verändernde Imagination, ein sogenanntes „rescripting“ mit imaginativer Entmachtung der Lehrer und Stärkung des bloßgestellten Kindes (vgl. Roediger, 2011, S. 244), angeschlossen werden. Die dadurch eingeleitete Relativierung des Unzulänglichkeitsschemas bzw. Steigerung des Selbstwerts wird dann auf der Verhaltensebene im Sinne einer Desensibilisierung bzw. empirischen Überprüfung eingeübt und gefestigt.)

Gemeinsam wird nun überlegt, wie Supervisandin S. ihre Angst vor Beschämung in der Supervisionssitzung zusätzlich bewältigen kann. Sie nimmt sich vor, ihre Sitzungen aufzunehmen und diese zunächst nur selbst anzuschauen. Später zeigt sie von ihr selbst ausgewählte Ausschnitte in der Supervision, am Ende liefert sie – als selbstauferlegte Expositionsübung – die komplette Aufnahme der Supervisorin ab, ohne sie vorher angeschaut zu haben.

6 Schematherapeutische Grundlagen

In den letzten Jahren wurde die Schematherapie (begründet von Young) von verschiedenen Vertretern weiterentwickelt (im deutschsprachigen Raum im Wesentlichen von Roediger, 2011 und Jacob, 2011) und erforscht (Übersicht bei Bamelis et al., 2010). Es handelt sich im Sinne Grawes um das Bemühen, Elemente unterschiedlicher Therapieschulen in ein schlüssiges Gesamtkonzept zu integrieren. Insbesondere der Fokus auf die biografischen Erfahrungen, die Betonung der emotionalen Prozesse und der therapeutischen Beziehung erscheint aus verhaltenstherapeutischer Perspektive – mit traditionell eher lerntheoretischer, kognitiver und störungsspezifischer Schwerpunktsetzung – sehr vielversprechend. Insbesondere die therapeutische Interaktion und Beziehungsgestaltung kann durch die Konzepte der Schematherapie an Klarheit und Orientierung gewinnen.

Von den Vertretern der Schematherapie selbst wird gefordert, dass ein Therapeut sich seiner eigenen Schemata bewusst ist (Young et al., 2005). Von Roediger (2011) werden typische Therapeutenschemata (z. B. „emotionale Vernachlässigung“, „Aufopferung“) aufgelistet, die in der Therapie zu „Fallen“ („pitfalls“, Young et al., 2005) werden können und daher innerhalb einer Supervision unbedingt berücksichtigt werden sollten. Auch Jacob (2011) nennt typische Muster, die insbesondere bei Therapeuten in Ausbildung zu beobachten sind, wie emotionale Deprivation, Unterwerfung und/oder Selbstaufopferung (vgl. hierzu auch die Studienergebnisse von Gysling-Tappeiner, 2012, vgl. Kap. 6.6).

Im Folgenden werden zunächst die wesentlichen Elemente des schematherapeutischen Konzepts kurz skizziert, um zum einen Lesern das Modell verstehbar zu machen, die bisher noch keine schematherapeutische Erfahrung haben. Zum anderen ist die Herstellung des Bezuges zum praktischen Vorgehen in der Supervision auch für Leser gedacht, die das Modell schon kennen. Zentral sind für die Umsetzung in der Supervision insbesondere die Ausführungen zur Moduslandkarte und zum Moduszirkel-Memo.

Im Anschluss daran wird auf aktuelle empirische Befunde zu den einzelnen Aspekten eingegangen. Eine ausführliche Darstellung des Modells und der theoretischen Grundlagen geben Young et al. (2005) und Roediger (2011).

6.1 Das Schemamodell

6.1.1 Schema

Als einen grundlegenden Baustein für die Konzeptualisierung des psychischen Geschehens wählen Young et al. (2005) den Begriff des Schemas. Der Schemabegriff hat in der Psychologie eine lange Historie und wurde von verschiedenen Theoretikern verwendet (ausführliche Darstellung bei Young et al., 2005). Young et al. verstehen unter Schema „eine abstrakte Repräsentation der besonderen Charakteristika eines Ereignisses“ (Young et al., 2005, S. 35). Schemata können als in die neuronale Matrix „eingebrannte“ komplexe Erlebensweisen verstanden werden, die frühe Beziehungserfahrungen repräsentieren und – in Wechselwirkung mit Temperamentsfaktoren – durch diese verursacht wurden (im Sinne von Persönlichkeits-*traits*). Sie bilden den Hintergrund, vor dem alle späteren Erfahrungen wahrgenommen und bewertet werden. Schemata können adaptiv oder maladaptiv sein. Als zugrunde liegende Ursache für das Problemverhalten des Patienten werden maladaptive Schemata angesehen. Young beschreibt 18 frühe maladaptive Schemata, die er aus der Beobachtung seiner Patienten kategorisiert hat. Sie sind nach Young et al. (2005) aufgrund der Verletzung der Grundbedürfnisse des Kindes nach *(1) Bindung, (2) Autonomie, (3) Freiheit,* berechtigte Bedürfnisse auszudrücken, *(4) Spontaneität* und *(5) sich selbst Grenzen setzen* entstanden.

Schemata und die erinnerten Beziehungserfahrungen können in einem ersten Schritt mittels von Young und Kollegen entwickelten Fragebögen erfasst werden. Orientiert an den fünf Grundbedürfnissen postuliert Young fünf verschiedene inhaltliche *Domänen*, auf die sich die 18 Schemata aufteilen (im Folgenden ist jeweils ein Beispielitem aus dem Young Schema Questionnaire (YSQ-S3, Berbalk et al., 2008) zur besseren Veranschaulichung aufgeführt:

Domäne I: Abgetrenntheit und Ablehnung: Ursächlich ist ein durch die Bezugspersonen frustriertes Bindungsbedürfnis des Kindes. Infolgedessen besteht die Erwartung, dass Bedürfnisse nach sicherer und stabiler Bindung, Halt und Geborgenheit nicht erfüllt werden.

1. Das Schema *Emotionale Verlassenheit/Instabilität* beinhaltet das Gefühl, von Bezugspersonen im Stich gelassen worden zu sein (Beispielitem YSQ-S13: „Es war niemand da, der mir Wärme, Halt und Aufmerksamkeit gegeben hat“).
2. Das Schema *Misstrauen/Missbrauch:* Es besteht die Erwartung, in Beziehungen missbraucht, verletzt oder manipuliert zu werden („Ich habe das Gefühl, dass andere Menschen mich ausnutzen“).
3. *Emotionale Entbehrung* beinhaltet das Gefühl, Zuwendung, Schutz oder Empathie zu entbehren („Ich brauche andere Menschen so sehr, dass ich große Angst habe, sie zu verlieren“).
4. *Unzulänglichkeit/Scham* ist charakterisiert durch ein grundlegendes Gefühl, unerwünscht, minderwertig oder unfähig zu sein („Ich finde mich nicht liebenswert“).
5. *Soziale Isolierung/Entfremdung* beinhaltet, sich zu einer sozialen Gruppierung oder der Gesellschaft nicht zugehörig und sich isoliert zu fühlen („Ich bin von Grund auf anders als andere Menschen“).

Domäne II: Beeinträchtigung von Autonomie und Leistung: Ursächlich ist ein durch die Eltern frustriertes Bedürfnis nach Autonomie und Eigenständigkeit. Diese Frustration bedingt das Selbstbild, lebensuntüchtig und unselbstständig zu sein, und ist gekennzeichnet durch ein mangelndes Vertrauen in eigene Fähigkeiten und Kompetenzen.

6. Das Schema *Abhängigkeit/Inkompetenz* beinhaltet eine emotionale Abhängigkeit und Orientierung an einem starken Gegenüber („Ich fühle mich nicht fähig, meinen Alltag selbstständig zu bestehen“).
7. *Anfälligkeit für Schädigungen* ist charakterisiert durch Sorgen und Befürchtungen in Bezug auf den eigenen Körper, die eigene Psyche oder Katastrophen in der Umwelt („Ich habe das Gefühl, jeden Moment kann eine Katastrophe eintreten“).

8. *Verstrickung/Unentwickeltes Selbst:* Die Personen sind extrem eng mit nahen Bezugspersonen verbunden, einhergehend mit nicht entwickelter eigener Identität („Die Ablösung von meinen Eltern habe ich schlechter geschafft als andere Menschen meines Alters").
9. *Erfolglosigkeit/Versagen:* Hierbei dominiert das Gefühl, im Vergleich mit anderen hinsichtlich wichtiger Lebensaufgaben zu versagen oder erfolglos zu sein („Ich bin für meine Arbeit nicht so begabt wie die meisten anderen").

Domäne III: Beeinträchtigung im Umgang mit Begrenzungen wird begünstigt durch mangelnde Grenzsetzung durch die Eltern, die zu wenig Orientierung oder Führung boten und vom Kind keine Verantwortungsübernahme forderten.

10. *Anspruchshaltung/Grandiosität:* Dieses Schema entsteht aufgrund eines permissiven Erziehungsstils der Eltern, die ihr Kind idealisierten. Es besteht in dem Gefühl, besonders und anderen überlegen zu sein („Ich bin etwas Besonderes und sollte nicht den gleichen Einschränkungen unterliegen wie die anderen").
11. *Unzureichende Selbstkontrolle:* Der Betroffene kann wenig Frustrationen ertragen, ist einseitig lustorientiert, wenig anstrengungsbereit und kann diesbezügliche Impulse kaum selbst steuern („Ich schaffe es nicht, mich zusammenzureißen, um Routine- oder andere langweilige Aufgaben zu erledigen").

Domäne IV: Übertriebene Außenorientierung und Fremdbezogenheit stehen im Zusammenhang mit einem durch die Bezugspersonen frustrierten Bedürfnis nach Selbstwerterhöhung oder -verwirklichung. Das Kind erhielt Anerkennung nur bei außergewöhnlichen Leistungen und lernte, sich in extremem Maß auf die Bedürfnisse des Gegenübers zu konzentrieren, um dessen Erwartungen zu erfüllen.

12. *Unterwerfung:* Dieses Schema ist gekennzeichnet durch ein Hintenanstellen der eigenen Wünsche und Bedürfnisse zugunsten des Gegenübers („In Beziehungen lasse ich gewöhnlich den Partner/die Partnerin bestimmen").
13. *Selbstaufopferung* ist charakterisiert durch übermäßiges Bemühen, die Bedürfnisse des anderen zu erfüllen, um Aufmerksamkeit zu erhalten („Ich bin ein guter Mensch, der mehr an die anderen denkt als an sich selbst").
14. *Streben nach Anerkennung und Zustimmung:* Das Selbstwerterleben ist extrem auf die Bestätigung und Anerkennung durch andere ausgerichtet („Meine Leistungen sind dann am meisten wert, wenn es andere bemerken").

Domäne V: Übertriebene Wachsamkeit und Gehemmtheit: Ursächlich ist ein rigider strenger Erziehungsstil der Eltern, welche einseitig Pflichterfüllung, Leistungsbereitschaft und Perfektionismus vom Kind forderten und das Bedürfnis nach Freiheit (im Sinne von Lustorientierung, Spaß und Spiel) frustrierten. Der Betroffene ist durch dementsprechende strenge verinnerlichte Regeln charakterisiert.

15. *Negativität/Pessimismus* ist charakterisiert durch Überbetonung von negativen Lebensaspekten. Permanente Sorge und Unsicherheit sind kennzeichnend („Wenn etwas Gutes passiert, mache ich mir Sorgen, dass wahrscheinlich etwas Schlechtes folgen wird.")
16. *Emotionale Gehemmtheit:* Der Betroffene leidet unter starker Hemmung eigener triebhafter oder lustbezogener Impulse („Ich bin zu befangen, um anderen positive Gefühle zu zeigen").

17. *Überhöhte Standards:* Diese Dimension ist dadurch gekennzeichnet, hochgesteckte moralische, perfektionistische Ansprüche an sich selbst zu haben („Ich fühle mich unter ständigem Druck, voranzukommen und Dinge zu erledigen").
18. *Strafneigung*: Ist charakterisiert durch die Überzeugung, dass Menschen für ihre Fehler bestraft werden sollten („Wenn ich einen Fehler mache, verdiene ich es, bestraft zu werden").

Die beiden ersten drei Kategorien stellen die direkte, unkonditionale Reaktion auf eine Verletzung von Grundbedürfnissen durch die Bezugspersonen dar. Die beiden letzten Kategorien sind konditional entstanden, d. h. sie stellen bereits einen Bewältigungsversuch des Kindes auf Schemaebene im Umgang mit den Bezugspersonen dar (Young et al., 2005).

6.1.2 Maladaptive Bewältigungsreaktionen

Eine weitere Komponente des Schemamodells sind die sogenannten maladaptiven Bewältigungsreaktionen, wie sie bereits im Kapitel über die therapeutische Beziehung im Zusammenhang mit den sogenannten Überlebensregeln bzw. der doppelten Handlungsregulation erwähnt wurden. Die Bewältigungsreaktionen werden ebenfalls bereits in ihren Grundzügen als Variationen der biologisch angelegten Reaktionsmöglichkeiten von Kampf, Flucht oder Unterwerfung angelegt, um Schemaaktivierungen zu vermeiden. Ursprünglich stellten sie die in der Kindheit beste Bewältigungsform dar. Sie werden maladaptiv, wenn sie im Laufe des Lebens starr beibehalten und nicht den wachsenden Anforderungen angepasst werden.

6.2 Das Modusmodell

Vor allem bei Patienten mit schweren Persönlichkeitsstörungen erwies sich ein therapeutisches Vorgehen allein auf der Basis von Schemata und Bewältigungsreaktionen als schwierig. Die Aktivität zahlreicher Schemata, schnelle Wechsel zwischen ihnen einhergehend mit Stimmungswechseln und/oder ein sehr stark ausgeprägter Bewältigungsstil von Vermeidung oder Überkompensation, der den Patienten eine Selbstreflexion ihrer Schemata sehr erschwert, führten zur Entwicklung eines zusätzlichen Konzeptes, dem Modusmodell (Young et al., 2005).

Das Modusmodell erleichtert es, das prozessuale Geschehen von wechselnden und teilweise aktivierten Schemata durch Zusammenfassung in funktionale Kategorien (Selbst- oder Ich-Anteile) zu ordnen und zu vereinfachen. Damit wird das oft schnell und springend stattfindende Erleben und interaktionelle Geschehen sowohl für den Therapeuten als auch den Patienten besser verständlich. Das Modusmodell erleichtert es damit, einerseits die Komplexität des psychischen Geschehens abzubilden und andererseits, die Therapie bildlich, erlebnisorientiert und damit auch für den Patienten gut verständlich zu gestalten.

Die Aufteilung der Person in verschiedene Selbst- oder Ich-Anteile bzw. Ich-Zustände hat, wie auch der Schemabegriff, eine lange wissenschaftliche Tradition (vgl. Überblick bei Peichl, 2007). Youngs Konzept am ähnlichsten ist die Unterteilung der Person gemäß der Transaktionsanalyse nach Eric Berne: Hier wird in *nährendes* und *kritisches Eltern-Ich, angepasstes* und *freies (natürliches) Kind* sowie *Erwachsenen-Ich* untergliedert (Berne, 1970, zitiert nach Rogoll, 2008). Young unterscheidet in seinem Modusmodell *Kindmodi, maladaptive Bewältigungsmodi, dysfunktionale Innere-Eltern-Modi* und den *integrierten Modus/Modus „Gesunder Erwachsener"*.

Mit Modus beschreibt Young typische aktuell vorherrschende Erlebenszustände und die dazugehörigen Verhaltenstendenzen (im Sinne eines *„states"*). Verursacht wird der jeweilige Modus durch das Zusammenwirken einer beliebigen Anzahl aktivierter oder teilaktivierter, überdauernd vorhandener Schemata und Bewältigungsreaktionen.

Modi sind zwar auf dahinterliegende Schemata zurückzuführen, sie sind der Wahrnehmung jedoch leichter zugänglich, Bezüge zu biografischen Erfahrungen sind unmittelbar herstellbar und die emotionale Bearbeitung und Veränderung ist direkt möglich. Daher setzt sich in der schematherapeutischen Praxis die Arbeit mit dem Modusmodell zunehmend durch.

Wichtig:

Während das ältere Schemamodell sich primär auf die Schemata *im* Patienten und deren intrapsychische Bewältigung bezieht, stellen die Modi gewissermaßen den aktuellen interaktionellen Ausdruck der Aktivierung früherer Beziehungserfahrungen dar.

Ebenso wie Sachses „Beziehungsspiele" gestalten insbesondere die Bewältigungsmodi interpersonelle Beziehungen. Daher eignet sich für die Klärung der Patient-Supervisand-Interaktion das Modusmodell besser als eine Schemaanalyse. Im Rahmen der Diagnostikphase (Erstellung der Fallkonzeptionen, vgl. Kap. 6.3) werden entsprechend typische Modi erfasst.

Damit hilft das Moduskonzept in der Supervision bei der Klärung
- des Erlebens und Verhaltens des Patienten,
- des Erlebens und Verhaltens des Therapeuten und
- der Interaktion beider in einer spezifischen Situation.

Inhaltlich werden folgende Gruppen von Modi benannt (zur ausführlichen Darstellung vgl. Roediger, 2011):

6.2.1 Die Kindmodi

Bei den *Kindmodi* handelt es sich um das Erleben primärer Emotionen. Es werden folgende Kindmodi im Sinne von Prägnanztypen beschrieben:
- verletzbares Kind (mit den Emotionen Traurigkeit, Angst, Hilflosigkeit)
- wütendes Kind (mit den Gefühlen Ärger und Wut)
- undiszipliniert-impulsives Kind (mit dem Emotionen Wut, Ekel)
- glückliches Kind (mit dem Gefühl der Freude)

Die Modi verletzbares Kind, wütendes Kind und undiszipliniertes Kind stellen sich ein, wenn ein unkonditionales Schema aus den ersten 3 Domänen (Abgetrenntheit und Ablehnung, Beeinträchtigung von Autonomie und Leistung; Beeinträchtigung im Umgang mit Begrenzungen) aktiviert wird. Das Gefühl der Freude wird dem adaptiven Modus glückliches Kind zugeordnet, dessen Grundbedürfnisse befriedigt werden. Das Erleben im Kind-Modus geht mit physiologischer Erregung einher und wird meist im Bauch- oder Brustbereich empfunden (was therapeutisch genutzt werden kann).

Emotionen wie Stolz, Schuld, Scham, Verachtung werden hingegen als „sekundäre Emotionen“ definiert, die als Reaktion auf Elternverhalten entstanden sind. Sie werden den Bewältigungsmodi zugeordnet. Eine differenzierende Frage an die Patienten ist: „Sind Sie mit diesem Gefühl bereits auf die Welt gekommen?“ Primäre bzw. Basisemotionen werden als angeboren angenommen. In die sekundären Emotionen gehen sozial vermittelte Bewertungen ein. Diese werden erlernt.

Bezug zur Supervision

In Bezug auf den Supervisanden bedeutet das, dass dieser vom Supervisor ermutigt werden sollte, die eigenen primären Emotionen (insbesondere Angst, Traurigkeit, Wut), die im Kontakt mit dem Patienten aktualisiert werden, wahrzunehmen, damit diese nicht „unbewusst“ in maladaptives Bewältigungs- bzw. therapeutisches Verhalten einfließen. Nicht selten eröffnen die mitfühlende Wahrnehmung des Therapeuten und das modellhafte Ansprechen dieser Gefühle den Patienten einen Zugang zu deren abgespaltenen Emotionen.

Dieses „sich vom Therapeuten gefühlt fühlen“ ist ein wichtiges Element der „nachbeelternden“ schematherapeutischen Beziehungsgestaltung und Teil der heilenden Erfahrung.

Nach einer intensiven Therapiestunde kann selbstfürsorgliches Verhalten für die Therapeuten notwendig sein, um sich selbst wieder zu „justieren“ und die Resonanzphänomene wieder zum Abklingen zu bringen. Sollte die emotionale Aktivierung länger anhalten, spielt vermutlich eine symmetrische Schemaaktivierung im Therapeuten eine Rolle. Dann kann in der Supervision aus diesem Gefühl heraus eine Imaginationsübung durchgeführt werden, die die hintergründige Szene aus der Kindheit des Therapeuten in die Wahrnehmung bringt und damit die emotionale Reaktion klären hilft. Kommt es an diesen Stellen wiederholt und mit verschiedenen Patienten zu ähnlichen Schemaaktivierungen, könnte das ein Thema für die Selbsterfahrung sein (vgl. auch Kap. 11).

6.2.2 Die *Innere-Eltern*-Modi

Die *Dysfunktionalen Innere-Eltern-Modi* (im Weiteren verkürzt *Innere-Eltern-Modi* genannt) drücken diejenigen negativen automatischen Gedanken und Handlungsimpulse aus, hinter denen die dysfunktionalen Grundannahmen der konditionalen Schemata aus den Domänen „Übertriebene Außenorientierung und Fremdbezogenheit“ und „Übertriebene Wachsamkeit und Selbsthemmung“ stehen. Sie werden gewissermaßen als verinnerlichte Stimmen der früheren Bezugspersonen bzw. im psychodynamischen Sinn als deren „Introjekt“ verstanden. Die *Innere-Eltern*-Modi können (wie die z. B. dahinterstehenden Schemata „Strafneigung“ oder „unerbittliche Ansprüche“) entweder nach innen oder nach außen gerichtet sein und die Richtung oft unvermittelt wechseln (Roediger, 2011). Entsprechend der inhaltlichen Ausrichtung können die *Inneren Eltern* als strafend, fordernd, quälend oder perfektionistisch beschrieben werden.

Der strafende nach innen gerichtete *Innere-Eltern*-Modus zeigt sich zum Beispiel in einer negativen Selbstbewertung wie „Du bist zu blöd“. Nach außen gerichtet wertet er das Gegenüber ab „Der Therapeut ist dumm“ oder will es bestrafen: „Diesem miesen Therapeuten gehört die Approbation entzogen!“ Die fordernden *Innere-Eltern*-Modi fordern zu Leistung und Erfüllung überhöhter Standards auf, entweder gegen die eigene Person oder nach außen gerichtet.

Der für die Bearbeitung zentrale Schritt vom ich-syntonen Erleben im Bewältigungsmodus hin zum ich-dystonen Erkennen eines *Innere-Eltern*-Modus gelingt durch die konsequente Umformulierung der aktivierten Bewertungen: Aus „ich habe versagt“ wird „du hast versagt“ Aus „ich bin wertlos“ wird „du bist wertlos“. Dadurch wird die Übernahme der Bewertungen sprachlich wieder rückgängig gemacht und diese werden einer kritischen Neubewertung aus der Erwachsenenperspektive wieder zugänglich.

Bezug zur Supervision

Auch bei Therapeuten liegen häufig die Schemata „Bestrafungsneigung“ und „unerbittliche Ansprüche“ vor (vgl. Kap. 6.6). Die daraus resultierenden strengen *Innere-Eltern*-Modi werden oftmals dann aktiviert, wenn ein Patient in den Therapiesitzungen über längere Zeit ein maladaptives Bewältigungsverhalten zeigt (jammern, klagen, intellektualisieren, andere abwerten) und der Therapieprozess stockt (Jacob, 2011).

Nach innen gerichtet machen sie sich über Leistungsdruck, Versagensängste, Schuldgefühle bemerkbar. Sind sie nach außen gerichtet, äußert sich dies meist in Zynismus, Ironie oder in klagen und sich beschweren über den Patienten (d. h. es sind auf der Kind-Modus-Ebene Hilflosigkeit und Ärger zugleich aktiviert). Häufig werden derartige negative Bewertungen von den Supervisanden nur gedacht und sie schämen sich kurz darauf dafür, wenn sich die Kritiker wieder nach innen gedreht haben. Daher sollten Supervisoren die Supervisanden ermutigen, diese Gedanken als Ausdruck der *Innere-Eltern*-Stimme einzuordnen und sich nicht davor zu erschrecken. Es ist ja nur ein Teil in ihnen, von dem sie sich auch wieder distanzieren können. Dazu werden die *Innere-Eltern*-Modi in den Therapeuten mit Hilfe von Supervision und Selbsterfahrung zunächst wahrgenommen, als Introjektstimme eingeordnet und dann entkräftet und entmachtet, um Schaden von Patienten abzuwenden.

Gelegentlich werden innerhalb von Institutionen die *Innere-Eltern*-Modi noch zusätzlich verstärkt durch implizit oder explizit vermittelten Leistungsdruck (z. B. wenn die Therapien durch die Patienten bewertet werden und der Chefarzt die Noten erhält). In Bezug auf Suizidalität und andere Risiken oder auch Therapieabbrüche besteht die Gefahr, dass von institutioneller Seite Ängste geschürt und aufopferndes Verhalten unterstützt wird („Das darf Ihnen nicht passieren, Sie müssen mehr tun, um dies abzuwenden“). Insbesondere Berufsanfänger benötigen diesbezüglich Unterstützung, da institutionell-hierarchische Vorgaben und Bedingungen eigene dysfunktionale Schemata und

Bewältigungsverhaltensweisen ungünstig verstärken und der eigene berufliche Erfahrungshintergrund noch nicht ausgeprägt genug ist, um sich innerem *und* äußerem Druck gegenüber abgrenzen zu können.

6.2.3 Maladaptive Bewältigungsmodi

Maladaptive Bewältigungsmodi sind wahrnehmbare Verhaltensreaktionen als Resultate der innerlich aktivierten Kind- und Elternmodi. Sie setzen sich jeweils aus einer „energetisierenden" (Kindmodi) und einer „richtungsgebenden" Komponente (verinnerlichte Bewertungen bzw. *Innere-Eltern*-Modi) zusammen (Caspar, 2007). Es handelt sich um früh erlernte, heute maladaptiv gewordene Verhaltensmuster, meist begleitet von sekundären Gefühlen wie Schuld, Scham, Verachtung, Stolz. Sie stellten in der Entstehungszeit die damals bestmöglichen Reaktionen dar und wirkten im Sinne der Konsistenztheorie Grawes spannungsreduzierend (Grawe, 1998). In den auslösenden Situationen „regredieren" die Patienten durch die Schemaaktivierungen wieder in den alten Erlebenszustand und betrachten die Welt gewissermaßen wieder mit ihren Kinderaugen und die alten Reaktionen werden unverändert und automatisiert eingesetzt (Roediger, 2011). Entsprechend ihrer beziehungsregulierenden interpersonellen Funktion werden sie im Wesentlichen eingeteilt in:

1. *Unterordnender Modus* (bereitwilliger Erdulder/angepasster Aufopferer). Der unterordnende Modus dient der Herstellung von Bindung.
2. *Gefühlsvermeidende Modi* treten in Form von distanziertem Beschützer (passive Vermeidung wie Tagträumen), distanziertem Selbstberuhiger oder aggressivem Beschützer (aktive Vermeidung) auf. Auf der Grundbedürfnisebene dienen sie der Unlustvermeidung bzw. auch dem Lustgewinn sowie dem Selbstwertschutz.
3. *Überkompensierende Modi* dienen der Selbstwerterhöhung oder dem Gewinn von Kontrolle. Sie sind grob unterscheidbar in Selbsterhöher/Wichtigtuer, Pöbel-/Angreifermodus, Manipulierer/Trickser/Lügner, Zerstörer-/Killermodus, Zwanghafter/Wahnhafter Kontrolleur.

Ich kann also versuchen, die Situation zu kontrollieren (Überkompensation), mich zu unterwerfen oder mich der Beziehung passiv (distanzierter Beschützer) oder aktiv zu entziehen (distanzierter Selbstberuhiger). Die Bewältigungsmodi stellen damit aktuelle Aktivierungen (states) der erlernten Bewältigungsstile (traits) aus dem Schemamodell dar. Alle Bewältigungsreaktionen lassen sich in diesem Spektrum einordnen, analog den biologischen Bewältigungsreaktionen von Unterwerfung, Erstarren oder Weglaufen und Kämpfen.

Dabei ist zu beachten, dass es sich bei der Einteilung der Bewältigungsmodi um idealtypisch beschriebene Prägnanztypen in einem dimensionalen Spektrum zwischen internalisierender Unterordnung und externalisierendem Dominanzstreben handelt im Sinne der Piaget'schen Polarität von autoplastischer und alloplastischer Problembewältigung (Roediger, 2011). Wichtig ist, dass diese Bewältigungsmodi nicht per se maladaptiv sind, sondern nur, wenn sie zu stark oder zu unflexibel eingesetzt werden.

Nach Bamber und McMahon (2008) können alle Bewältigungsstrategien auch in sehr milder Form vorkommen (oder nur als Fantasie!).

Fallbeispiel: Bewältigungsstrategien in der Therapie:
Kurz vor Ende der Therapiestunde dissoziiert eine traumatisierte Patientin ohne erkennbaren Grund. Das kann durchaus ein (subtil-überkompensierender) Versuch sein, mehr Therapiezeit zu bekommen. Wird dieser Bewältigungsmodus vom Therapeuten nicht richtig erkannt, sondern tatsächlich mit einem Überziehen der Therapiestunde reagiert, folgt der Therapeut seinem Aufopferungsschema, indem er sich dem Modus der Patientin unterordnet. Durch dieses komplementäre Verhalten zum Bewältigungsmodus würde dieser aber verstärkt, was nicht im Sinne der Therapie ist. Besser wäre, den Versuch als früher erlernten Bewältigungsmodus validierend anzusprechen und die Patientin zu fragen, was der *Verletzbares-Kind*-Modus in ihr eigentlich braucht (möglicherweise die Sicherheit, dass der Therapeut auch zwischen den Sitzungen zur Not irgendwie erreichbar ist) und was die *Innere-Eltern*-Modi sagen, was verhindert, dass die Patientin im Modus des *Gesunden Erwachsenen* dieses Grundbedürfnis nach Sicherheit aussprechen darf (z.B. „Der wird da sowieso nicht drauf eingehen, du bist für den doch sowieso nur Patientin Nr. 25 in dieser Woche!“). Auf der Ebene des *Gesunden Erwachsenen* zwischen Therapeut und Patientin könnte dann z.B. ein E-Mail-Kontakt unter bestimmten Bedingungen ausgehandelt werden.

Bezug zur Supervision

Bezogen auf die Supervisionssituation wird beispielsweise der überkompensierende Angreifer- oder Manipulierer- und Tricksermodus bei Supervisanden kaum (und bei Patienten selten) in ausgeprägter Form vorkommen. Schwerpunktmäßig geht es eher um „die kleinen aber feinen“ Unterschiede: Nämlich darum, festzustellen, aus welcher differenzierten Motivation heraus das eigene Verhalten gesteuert ist. Analog zur Therapie wird also auch in der Supervision geübt, von der Bewältigungsebene (bzw. Spielebene) auf die *Kind- und Innere-Eltern*-Modi (bzw. Motivebene nach Sachse, 2004) zu gehen.

So kann ein Supervisand beispielsweise feststellen, dass er in dem oben genannten Beispiel nicht mit Unterordnung, sondern aus dem Zusammenwirken von Ärger und einem fordernden Elternanteil einen leichtgradigen – überkompensierenden Verhaltensimpuls verspürt, der dazu dient, die Kontrolle in der Interaktion mit der Patientin wieder zu gewinnen (z.B. ein Pochen auf die Settinggrenzen) oder den Selbstwert zu stabilisieren und Schuldgefühle zu mildern (z.B. bei der oben genannten Patientin die eigenen Bemühungen in der Therapie aufzählen oder ihr Versäumnisse im Nachhinein vorhalten „Sie haben ja Ihre Stabilisierungsübungen nie gemacht!“). Es geht wohlgemerkt nicht darum, dass Ärgergefühle nicht gegenüber Patienten ausgedrückt werden dürfen. Im Gegenteil:

Beachte:

Eine erwachsene, reflektierte Form des Ärgerausdrucks im Sinne einer sogenannten „empathischen Konfrontation“ (Young et al., 2005) ist eine wichtige Technik, die sogenannte *Nachbeelterung* auszubalancieren.

Im Sinne einer begrenzten Selbstoffenbarung werden die vom Patienten im Therapeuten ausgelösten Gefühle sachlich angesprochen: „Wenn Sie jetzt zwei Minuten vor Ende der Stunde, nachdem wir aus meiner Sicht heute sehr gut zusammen gearbeitet haben, dissoziieren, aktiviert das in mir Gefühle von Enttäuschung und Ärger und ein Teil von mir wird ungeduldig. Das möchte ich Ihnen gerne zurückmelden, weil Ihnen das in anderen Situationen vielleicht auch passiert. Als Therapeut frage ich mich, was das *Verletzbare Kind* in Ihnen jetzt eigentlich braucht?" Das Wahrnehmen und Aussprechen der Gefühle durch den Therapeuten reduziert seine eigene emotionale Aktivierung und erleichtert ihm, aus dem Sog des sich aufdrängenden Bewältigungsmodus auszusteigen. Damit sind die Therapeuten wieder Modell für Patienten. Diese verstehend-klärungsorientierte Haltung ist unseres Erachtens für Patienten hilfreich und sollte mit kontingenzorientierten Verhaltensreaktionen im Sinne der DBT (Linehan, 1996) ausbalanciert werden.

6.2.4 Der Integrierte Modus oder Der Gesunde Erwachsene

Der *Integrierte Modus* oder *Der Gesunde Erwachsene* repräsentiert wohlwollend-vernunftsorientiert-selbstreflexive Einstellungen und ermöglicht eine achtsame Wahrnehmung der inneren Prozesse im „Hier und Jetzt", eine Unterbrechung von maladaptivem Bewältigungsverhalten, eine distanzierte Neubewertung und Entmachtung der internalisierten Elternanteile und fürsorgliche Selbstinstruktionen als Einstieg in eine funktionale Problemlösung. Der *Gesunde Erwachsene* dient dazu, die Gefühle des Kindmodus zu validieren, wobei die wütenden Anteile eingegrenzt und die darin wirkende Energie in funktionales Selbstbehauptungsverhalten überführt werden müssen. Den verletzten Anteilen wird dagegen tröstend und beruhigend begegnet, so wie es gute Eltern tun. Damit wird ein *Gesunder-Erwachsener*-Modus durch die Internalisierung eines fürsorglichen Verhaltens der Bezugspersonen (bzw. später des Therapeuten) gebildet. Die entscheidende Frage ist (wie im Beispiel auf S. 45) stets: *„Was braucht das Kind wirklich?"* Mit dieser Frage werden die (nicht erfüllten) Grundbedürfnisse des Kindes offengelegt und können jetzt gezielt befriedigt werden. Auf diese Weise müssen Patienten nicht mehr in maladaptive Bewältigungsmodi gehen.

Bezug zur Supervision

Wichtig:

Generell verhilft der Supervisor dem Supervisanden, dem Patienten im Modus des *Gesunden Erwachsenen* zu begegnen: flexibel auf Anforderungen reagieren zu können, im Kontakt mit den eigenen Gefühlen zu sein (Kindmodi), sich der eigenen dysfunktionalen *Innere-Eltern*-Modi weitgehend bewusst zu sein und diese in sich wahrnehmen und entmachten zu können (Roediger, 2011).

Auch der Supervisor selbst achtet darauf, sich im Kontakt mit dem Supervisanden im Modus des *Gesunden Erwachsenen* zu befinden: In diesem Sinne reflektieren und explizieren die Supervisoren ihr eigenes Erleben und Verhalten modellhaft in der Supervision. So sprechen sie zum Beispiel ihre eigene Ungeduld mit einer ungenügenden Vorbereitung eines Supervisanden nicht strafend an. Selbstkritische und fehlerfreundliche Supervisoren schaffen eine angstfreie Supervisionsatmosphäre und ermutigen die Supervisanden, Unsicherheiten und Fehler offen anzusprechen (ausführlich vgl. Kap. 10).

6.3 Die schematherapeutische Fallkonzeption

6.3.1 Die Fallkonzeption des Patienten

Eine schlüssige und gemeinsam mit den Patienten erarbeitete Fallkonzeption stellt die Grundlage und den zentralen gemeinsamen Bezugspunkt des schematherapeutischen Vorgehens dar. Die schematherapeutische Fallkonzeption entspricht der vertikalen Verhaltens- und Plananalyse des verhaltenstherapeutischen Störungsmodells, d. h. sie dient dem Verständnis der Organismus-/Personenvariable.

Sie dient in der Therapie als „sicherer Hafen", wenn die emotionale Aktivierung zu stark zu werden droht. Die Frage des Therapeuten „In welchem Modus sind Sie jetzt gerade?" ruft den *Gesunden Erwachsenen* im Patienten auf und führt weg von einer dyadischen Konfrontation und hin zu einem gemeinsamen Blick auf die aktuelle Situation.

Zur Erstellung der Fallkonzeption dienen Informationen aus der biografischen Anamnese, schematherapeutische Fragebögen (z. B. Young Schema Questionnaire, YSQ-S3, Berbalk et al., 2008) und Beobachtungen aus der Therapiesitzung als Informationsquellen. Hilfreich ist dabei die Erfassung der Schemata mittels der dazu entwickelten Fragebögen insofern, als eine große Anzahl von belastenden und damit schemainduzierenden Interaktionssituationen systematisch abgefragt wird und sich dadurch Anknüpfungspunkte für eine vertiefende Exploration ergeben. Diese so gefundene Fallkonzeptionsskizze dient zunächst als Arbeitsmodell und wird im Sinne eines rekursiven Prozesses immer wieder gemeinsam in der Therapie überprüft und aktualisiert.

Außerdem ist es wichtig zu beobachten, wie sich der Patient in unserer Gegenwart fühlt und verhält und wie er denkt. Es wird davon ausgegangen, dass biografisch begründete alte Schemata auch in der Interaktion mit dem Therapeuten aktiv sind.

Beachte:

Insbesondere das direkt vom Therapeuten beobachtbare Erleben und Verhalten des Patienten in der Therapiesituation ist eine wichtige Informationsquelle.

Diese Quelle zu nutzen und in adäquater Weise zu reagieren stellt eine hohe Anforderung an den Therapeuten dar. Sie kann mit Bezug zum schematherapeutischen Modell die Therapiearbeit sehr befruchten, denn Therapeut und Patient haben annähernd dieselbe Erkenntnisgrundlage. Die therapeutische Situation dient damit als „Labor", in dem unter kontrollierten Bedingungen für die Patienten typische Interaktionsmuster aktiviert, gemeinsam analysiert und dann im Sinne des Modus des *Gesunden Erwachsenen* bewältigt werden. Dabei werden alle Wirkfaktoren, wie sie Grawe (2004) beschreibt – nämlich Problemaktivierung, -klärung und -bewältigung modellhaft durchlaufen. Voraussetzung dafür ist jedoch ein hoher Selbstreflexionsgrad des Therapeuten, der durch das schematherapeutische Modell gefördert und konzeptualisiert werden kann.

In der *schematherapeutisch basierten Supervision* kommt nun ein neues Element hinzu, nämlich die Fallkonzeption des Supervisanden.

6.3.2 Die Fallkonzeption des Supervisanden

Es kann für Supervisanden selbst sehr hilfreich sein, zur Ergründung der eigenen Schemata und Modi ebenfalls die entsprechenden Fragebögen auszufüllen. Oftmals zeigen sich „unbewusste" Denk- und Verhaltensmuster, die die Person trotz meist hoher Selbstreflexion ohne Anstoß von außen selbst bisher nicht erfasst hat. Zum Beispiel könnte sich zunächst auf der bewussten Ebene des YSQ eine eher geringe Ausprägung für ein Schema (z. B. „Unzulänglichkeit") zeigen, interaktionell jedoch ein ausgeprägtes Kompensationsverhalten für diesen Bereich („Ich gebe mir Mühe, unter den Besten und Erfolgreichsten zu sein") beobachtbar sein. Dies könnte auf ein – bisher vom Supervisanden nicht selbst empfundenes und daher nicht bewusstes – Defizit auf der Grundbedürfnisebene schließen lassen.

Innerhalb von Supervision kann eine schematherapeutische „Fallkonzeption" des Supervisandenverhaltens und -erlebens dazu dienen, eigene „Fallen" im Umgang mit Patienten schneller zu erkennen. Über diese grundsätzlichen Verhaltenstendenzen („traits") hinaus können zusätzlich Moduslandkarten bezüglich einer jeweils konkreten Interaktionssituation mit einem Patienten erarbeitet und ein Alternativerhalten entwickelt werden.

Ein Vorteil der Moduslandkarte ist, dass sie das aktuelle Erleben in einen allgemeinen, quasi normativen, Kontext stellt und dadurch Einseitigkeiten bzw. Verhaltensdefizite und -exzesse deutlich werden.

6.4 Die Moduslandkarte

Zur Analyse eines komplexen interaktionellen Geschehens zwischen Therapeut und Patient ist im Besonderen die „Moduslandkarte" (Roediger, 2011, S. 214ff.) sehr hilfreich. Mit Hilfe der Moduslandkarte lässt sich herausarbeiten, in welchen Situationen und aufgrund welcher eigener inneren Anteile der Therapeut in dysfunktionaler Weise (bedingt durch seine eigenen Schemaaktivierungen) auf den Patienten reagiert.

In die *Moduslandkarte des Therapeuten* (vgl. Abb. 1) werden zunächst eine oder mehrere Auslösesituationen eingetragen. Es werden nun analog einer Mikroanalyse die verschiedenen Kindmodi (Primäre Emotionen: „Wie haben Sie sich gefühlt? Was spürten Sie körperlich?"), *Innere-Eltern*-Stimmen („Welche Gedanken sind Ihnen in den Kopf geschossen?") und Verhaltensreaktionen (Bewältigungsimpulse) erfragt. Das offen gezeigte Verhalten (Bewältigungsmodus) ist auch auf einem Video der Interaktionssequenz wahrnehm- und somit für den Supervisor überprüfbar. Die Moduslandkarte gibt die vier wichtigsten Prägnanztypen von Bewältigungsreaktionen vor (Unterwerfung, distanzierter Beschützer, distanzierter Selbstberuhiger, Überkompensation). In diesem Spektrum zwischen autoplastisch-internalisierend und alloplastisch-externalisierend (im Sinne von Piaget, 1976) kann dann durch individuelle Bezeichnungen der bei den Patienten (oder den Therapeuten) konkret beobachtete Bewältigungsmodus auf die einzelne Person „maßgeschneidert" angepasst werden. Damit schlägt die Moduslandkarte eine Brücke zwischen einem allgemeinen Persönlichkeitsmodell und einer individualisierten Fallkonzeption, in der sich die Betroffenen wiederfinden.

Gleichzeitig zeigt die Moduslandkarte auf der Bewältigungsebene Verhaltensexzesse und -defizite: Welche Bewältigungsformen können Patienten oder Therapeuten *nicht* (oder kaum) einsetzen? Wenn man die Pfeile in der Moduslandkarte zurückverfolgt, wird deutlich, dass die dazu notwendigen primären Emotionen der Kindmodi nicht wahrgenommen werden (dürfen) und die Bewertungen der *Innere-Eltern*-Modi einen konstruktiven Bewältigungsmodus blockieren bzw. angemessene Bewertungen nicht existieren. Eine zur Unterwerfung neigende Krankenschwester wird sich vor allem im *Verletzbares-Kind*-Modus spüren und die nach innen gerichteten *Innere-Eltern*-Modi verhindern, dass eventuell aufkeimende Wut nach außen tritt.

In diesem Fall müssen in der Therapie gezielt Wutgefühle durch erlebnisaktivierende Übungen hervorgerufen werden. Ohne Wut kein Kampf, keine Selbstbehauptung und keine kraftvolle Abgrenzung. Dann melden sich die *Inneren Kritiker*, die durch den Modus des *Gesunden Erwachsenen* entmachtet und durch adäquate, nach außen gerichtete Bewertungen ersetzt werden.

Beachte:

Im Therapie- bzw. in gewissem Ausmaß auch im Supervisionsprozess sollten die blockierten primären Emotionen wahrgenommen und zugelassen und die Beurteilung durch *Innere-Eltern*-Modi neu bewertet werden.

Bezug zur Supervision

Dieser Prozess verläuft in der Supervision ganz analog der Therapiesituation, wie wir in den folgenden Fallbeispielen sehen werden. Es kann sinnvoll sein, auch in der Supervision mit den Supervisanden kurze Imaginationsübungen durchzuführen, um deren Selbstwahrnehmung (und damit die eigene Moduslandkarte) zu erweitern.

Es ist in der Supervision hilfreich und sogar notwendig, dass Supervisoren (analog der oben beschriebenen Therapiesituation) ihre eigenen Gefühle beim Betrachten der Videosequenz zur Klärung einbeziehen in Form von Äußerungen wie: „Wenn bei mir ein Patient so kurz vor dem Ende der Stunde dissoziiert, aktiviert das in mir Ärgergefühle“. Das erleichtert den Supervisanden, diese Gefühle bei sich anzuerkennen und überkompensierende Impulse in sich wahr- und anzunehmen. Außerdem fördern (auch wieder ganz analog zur Therapiesituation) solche begrenzten Selbstoffenbarungen ein wohlwollend-offenes Arbeitsklima.

Beachte:

Eine angemessene Selbstoffenbarung oder anderes funktionales Verhalten dem Patienten gegenüber kann und soll in der Supervision konkret in Form von Rollenspielen geübt werden.

Das setzt voraus, dass der Modus des *Gesunden Erwachsenen* im Supervisanden nicht durch maladaptive Schemaaktivierungen blockiert ist. Ist dies der Fall, muss gegebe-

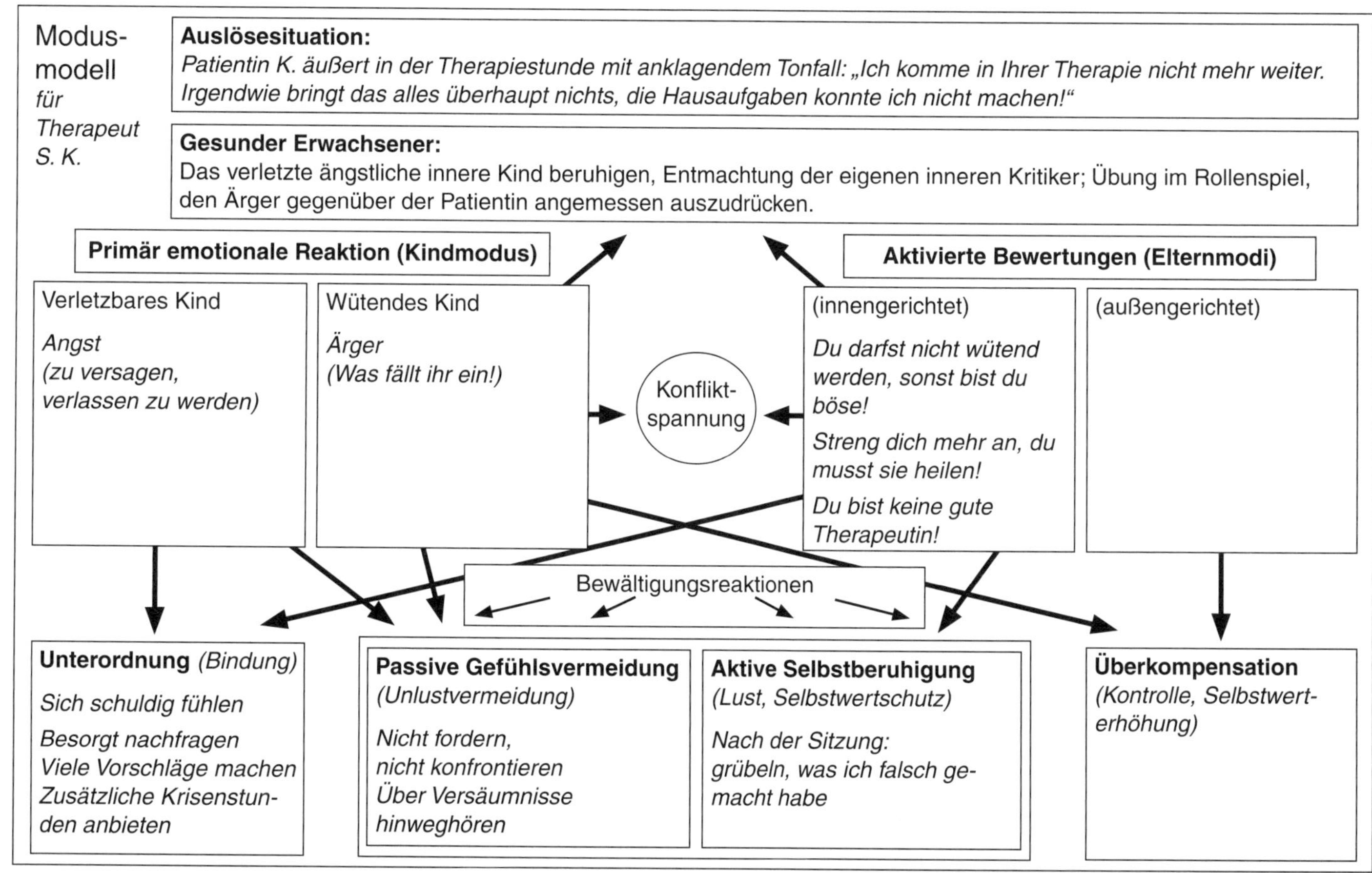

Abbildung 1: Ausgefüllte Moduslandkarte (Therapeut) (Neumann, 2012)

nenfalls die Reaktion des *Gesunden Erwachsenen* im Rahmen einer Selbsterfahrung gemeinsam erarbeitet werden, wobei analog zur Therapie die eigenen Schemata aktiviert, benannt, die resultierenden Kindmodi wahrgenommen, validiert und versorgt und störende *Innere-Eltern*-Modi entmachtet werden. Falls dies in der Selbsterfahrung nicht in ausreichendem Maße gelingt, ist eine Eigentherapie notwendig. Therapeuten, die ihre eigenen Schemaaktivierungen nicht kennen und im Sinne eines *Gesunden Erwachsenen* handhaben können, sollten zumindest bereit sein, sich dahingehend zu entwickeln (vgl. Kap. 3).

Die *Moduslandkarte des Patienten* wird nun ebenfalls ausgefüllt, mit dem Unterschied, dass dieser in der Supervisionssitzung nicht anwesend ist und auf Wissen gerade über die verdeckten Aspekte (Kindmodi und *Innere-Eltern*-Modi) aus den Therapiesitzungen bzw. den Videoaufnahmen zurückgegriffen werden muss. Eventuell wird zunächst auch ein hypothetisches Modell entworfen, das dann in der nächsten Therapiesitzung mit dem Patienten überprüft wird. Maladaptives Bewältigungsverhalten ist auf einem Video der Interaktionssequenz wahrnehmbar und somit der am einfachsten zu erkennende Aspekt. Der Modus des *Gesunden Erwachsenen* wird als Zielverhalten gemeinsam definiert, im Sinne von: Was möchten wir bei diesem Patienten erreichen? Analog zur Therapeutenlandkarte ist dazu stets die Entmachtung der *Innere-Eltern*-Modi sowie das Wahrnehmen und Versorgen (bzw. Begrenzen) der Kindmodi notwendig. Diese Zielgröße für den Patienten in der Supervision gemeinsam festzulegen, bewirkt meist eine größere Klarheit und dient der Orientierung für den Therapeuten.

Beim Ausfüllen der Moduslandkarte für den Patienten wird dem Therapeuten bereits deutlich, dass er nur auf das vordergründig gezeigte Verhalten des Patienten (z. B. eine Abwertung) reagiert hat und dessen verdeckte emotionale Reaktionen (Verletztheit) bzw. die zugrunde liegenden frustrierten Grundbedürfnisse (z. B. nach Zuwendung) nicht wahrgenommen hat. Meist ist allein durch das Bewusstwerden dieser Aspekte wieder ein veränderter Zugang zum Patienten möglich, und der Therapeut kann dem Patienten in der nächsten Sitzung wieder empathischer und offener begegnen und diese Zusammenhänge mit Bezug zur Fallkonzeption ansprechen.

Wichtig:

Der Fortschritt der Therapie hängt zentral davon ab, ob der Zugang zu den *Kind- und Innere-Eltern*-Modi hinter der Ebene der Bewältigungsmodi gelingt, um mit diesen zu arbeiten (Roediger, 2011). Eine Arbeit an den Bewältigungsmodi selbst ist nicht zielführend.

6.5 Der Moduszirkel

6.5.1 Das Moduszirkel-Memo

Das Moduszirkel-Memo (MZM) wurde ursprünglich für die Bearbeitung von Paarinteraktionen entwickelt (Roediger, 2010). Es ist hilfreich für die *schnelle, fokussierte Analyse* des Geschehens zweier Interaktionspartner in *einer* konkreten Interaktionssituation, da das Modell etwas weniger komplex als die zuvor vorgestellte Arbeit mit den Moduslandkarten und dadurch übersichtlicher ist. Das MZM bildet auf einem Blatt nur die für die dysfunktionale Interaktion und die Lösung wichtigsten Modi und deren Interaktion ab, ohne auf den komplexeren Hintergrund einzugehen. Damit ist es sozusagen „ahistorisch“: Es wird nur *eine* ganz konkrete Interaktionssequenz im Hier und Jetzt betrachtet, ungeachtet der Vorgeschichte und der komplexeren Motive der Interaktionspartner.

In einer anderen Sequenz ergibt sich eventuell ein anderer Moduszirkel, der dann sequenziell genauso betrachtet werden kann.

Das MZM wird zunächst gemeinsam mit dem Supervisanden in der Supervision ausgefüllt. Wie beim gemeinsamen Betrachten von Videosequenzen entsteht ein der sachlichen Arbeitshaltung dienlicher gemeinsamer Aufmerksamkeitsfokus („*joint referencing*“). Dies verhindert zumindest zum Teil, dass im Supervisanden frühere Erlebnisse von „Kritisiert-werden“ aktiviert werden und hilft, ihn im Modus des *Gesunden Erwachsenen* zu halten. Nach dem Eintragen der sachlich beschriebenen *Auslösesituation* (vgl. Abb. 2; Bsp. eines Moduszirkel-Memos) werden zunächst die maladaptiven *Bewältigungsmodi* (wahrnehmbares Verhalten) beider Partner eingetragen. Die dieses Verhalten speisenden Kindmodi (z. B. das *Wütende Kind*) werden eruiert. Diese Kindmodi sind sozusagen „offen“ in die Interaktionsschleife (dem Moduszirkel) einbezogen, der sich anhand der kleinen schwarzen Pfeile in dem MZM ergibt: Die Überkompensation von Partner 1 aktiviert das *verärgerte Kind* in Partner 2, der sich gekränkt zurückzieht. Das verstärkt die Wut in Partner 1, der daraufhin noch überkompensierender „nachsetzt“, um Partner 2 endlich zu erreichen, um sich zuletzt frustriert-angespannt zurückzuziehen.

Der Zugang zu einer funktionalen, erwachsenen Lösung ergibt sich durch die Einbeziehung der an diesem Zirkel nicht beteiligten, *verdeckten Kindmodi* (z. B. *Verletzbar-ängstliches* bzw. *Trauriges Kind*) und den entsprechend nicht wahrgenommenen und damit übergangenen Grundbedürfnissen. Diese müssen zunächst wieder in das Erleben der beiden Interaktionspartner eingebracht werden. Daraus ergibt sich der nächste Schritt, nämlich die Frage nach den (eigentlichen) *Wünschen* des Patienten. Erst wenn überkompensierende Patienten aus der „Kämpferhaltung“ herauskommen und *neben* ihrer Wut auch ihre Verletzbarkeit und ihr Bindungsbedürfnis wieder spüren und sehen, dass das Kämpfen sie gerade von den anderen Menschen wegtreibt, sind sie bereit, ihren Kampfautomatismus in Frage zu stellen und über neue Lösungen nachzudenken. Dabei kann es hilfreich sein, in der Therapie in eine Zeitprojektion zu gehen und imaginativ oder aus der Außenperspektive (z. B. den Augen des besten Freundes) die langfristigen Konsequenzen des kämpferischen Bewältigungsmodus zu antizipieren. Für eine *funktionale Lösung* durch den Modus des *Gesunden Erwachsenen* müssen in jedem Fall *beide* Kindmodi (Modus des *Wütenden und des Verletzbar-traurigen Kindes*) wahrgenommen und einbezogen werden. Die Aufgabe des Therapeuten ist dann, im Sinne der „komplementären Beziehungsgestaltung“ genau diese Wünsche anzusprechen und im Rahmen des therapeutisch möglichen zu befriedigen (erwachsene Reaktion). Zuletzt können die *Effekte* dieser erwachsenen Interaktion beurteilt und mit dem alten Interaktionsverhalten verglichen werden. In Abbildung 2 ist das MZM für eine überkompensierende Patientin und einen vermeidenden Therapeuten abgebildet.

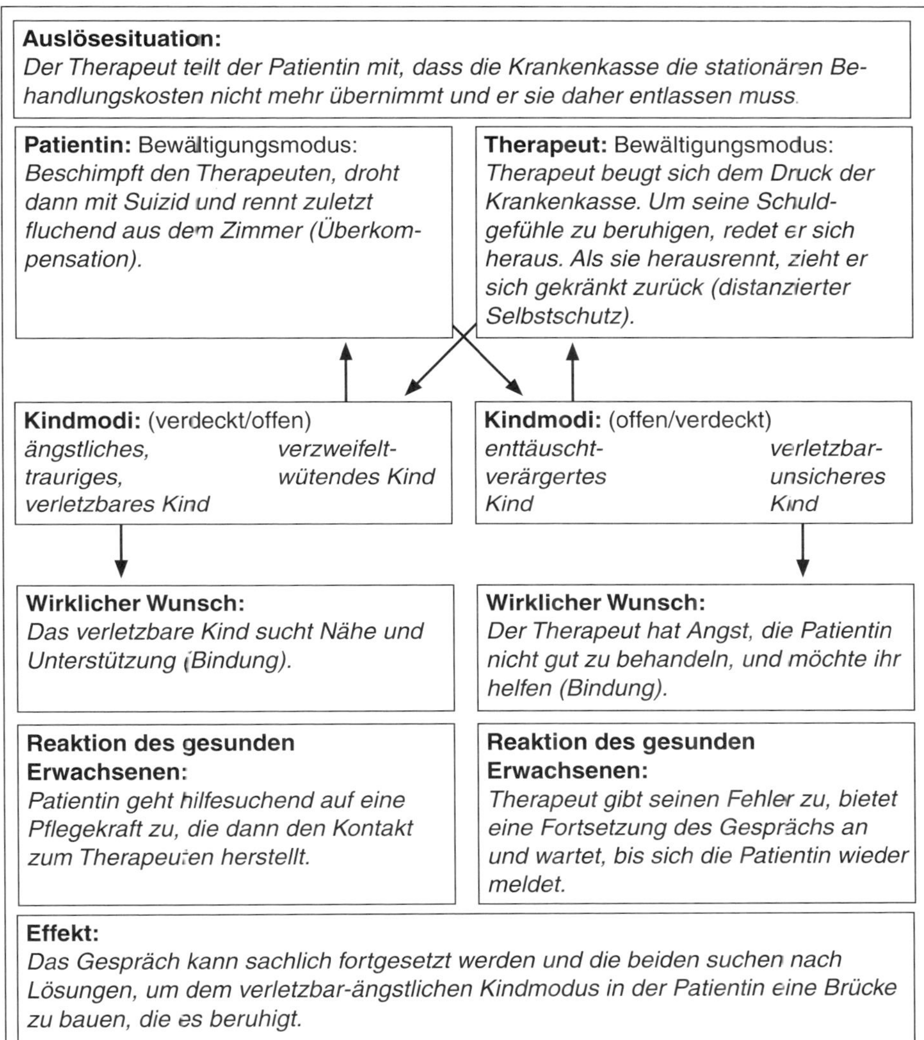

Abbildung 2: Ausgefülltes Moduszirkel-Memo für eine überkompensierende Patientin

Es folgen Strategien für das konkrete Vorgehen beim Herausarbeiten von Kindmodi und der Stärkung des Modus des *Gesunden Erwachsenen:*

1. Bei stark externalisierenden Patienten
   Therapeuten haben besonders zu Beginn ihrer Laufbahn häufig Hemmungen, externalisierende Patienten zu konfrontieren, und gehen dann häufig in eine emotionale Distanz oder sogar Unterordnung. Damit verhalten sie sich komplementär zu dem maladaptiven Bewältigungsmodus und nicht zum Kindmodus.

Sie brauchen daher besonders für diese Klientel entsprechende Hilfestellungen, um Zugang zum Modus des *Verletzbaren Kindes* zu bekommen. Im ersten Schritt sollten Therapeuten das Tempo verlangsamen bzw. „den Film stoppen". Diese Metapher wird von Patienten in der Regel gut angenommen. Gegebenenfalls kann sogar etwas „zurückgespult" werden. Die Therapeuten müssen dabei oft sehr deutlich zu einem angemessen aktiv-direktiven Vorgehen ermutigt werden. Supervisoren sollten sich das in Rollenspielen zeigen lassen und ggf. modellieren. Wichtig ist: „Steht der Film", sollten die Supervisanden ihre Patienten nicht direkt kritisieren, sondern zunächst eine gemeinsame Beobachterhaltung einnehmen lassen.
Es ist sehr hilfreich, dabei gemeinsam aufzustehen, sich nebeneinander zu stellen und aus der Dritten-Person-Perspektive das Verhalten und Erleben „von dem Patienten und dem Therapeuten da unten" zu beschreiben. Das nimmt die Emotionen stark heraus und zeigt, wie gut der Patient mentalisieren kann. Aus dieser Haltung können Therapeuten auch gefahrlos ihr eigenes Erleben im Sinne einer begrenzten Selbstoffenbarung einbringen und dadurch den Patienten die Auswirkungen ihres Verhaltens nicht-konfrontativ nahebringen, indem sie zum Beispiel sagen: „Ich glaube, das kann den Therapeuten ganz schön unter Druck bringen (bzw. verletzen), wenn der Patient so fordernd agiert. Damit wächst meine Tendenz, mich zurückzuziehen. Ich kann mir schon vorstellen, dass dies das Ziel des vordergründigen Angreifermodus ist. Aber was wünschen Sie sich denn langfristig eigentlich?"
Das konsequente Aufteilen des Patienten in die Bewältigungsmodi und seine beiden Kindmodi nimmt den Aktionen des Patienten ihre Bedrohlichkeit.
Die Validierung des Bewältigungsverhaltens lässt ihn entspannter auf die Nachteile desselben schauen. Bildlich gesprochen zeigt man ihm erst die Schokoladenseite (die Validierung) und dann den Keks (die Nachteile des Verhaltens). Ein weiterer Vorteil der stehend-distanzierten Haltung des „joint referencing" ist, dass leichter hilfreiche Außenperspektiven eingebracht werden können, zum Beispiel durch die Frage: „Was würde denn Ihr bester Freund sagen, was der Patient sich langfristig wünscht?"
Diese Schritte des Anhaltens, des Wechselns in die Beobachterperspektive, das spielerische Einbeziehen von Außenperspektiven und die begrenzte Selbstoffenbarung können jeweils in Rollenspielen in der Supervision geübt werden, bis sich die Supervisanden sicher fühlen. Das kann (und soll) durchaus Spaß machen und beleben!

2. Vorgehen bei vermeidenden Patienten
Bei vermeidenden bzw. unterordnenden Patienten verläuft der Prozess gewissermaßen spiegelbildlich: Bei diesen Patienten dominiert der Modus des *Verletzbaren Kindes*, wobei bei vermeidenden Patienten daneben durchaus eine „Beimischung" des Modus des *Wütenden Kindes* bestehen kann. Dieser wütende Anteil verhindert gewissermaßen, dass sich die Patienten unterordnen. Andererseits ist der ängstliche bzw. sich verletzbar fühlende Teil zu groß, als dass er sich traut, zu kämpfen. Dann ist Vermeidung die beste Lösung.
In diesem Fall besteht der *Zugang zu einer erwachsenen Lösung* darin, den Patienten mit seinen blockierten Ärgergefühlen in Kontakt zu bringen.
An dieser Stelle melden sich oft die „Inneren Kritiker", die dann zunächst zu entmachten sind. Erst dann ist der Weg frei, sich die hintergründigen Wünsche einzugestehen und sich zu trauen, die Initiative zu ergreifen. Hilfreich ist an dieser Stelle, den

bei uns negativ besetzten Begriff von „Aggression“ neu zu fassen. Die „Wut-Kraft“ ist in diesem Sinne die ganz neutrale Kraft, auf eine Aufgabe zugehen zu können, also gewissenmaßen der „Sprit im Tank“, ohne den kein Fahrzeug fahren kann. Wohin die Reise dann geht, ist eine zweite Frage, über die dann der *Gesunde Erwachsene* entscheiden soll und kann. Diese Neubewertung macht den von den *Inneren Kritikern* blockierten Weg frei, in einer funktionalen Weise für die eigenen Bedürfnisse einzustehen bzw. zu „kämpfen“.

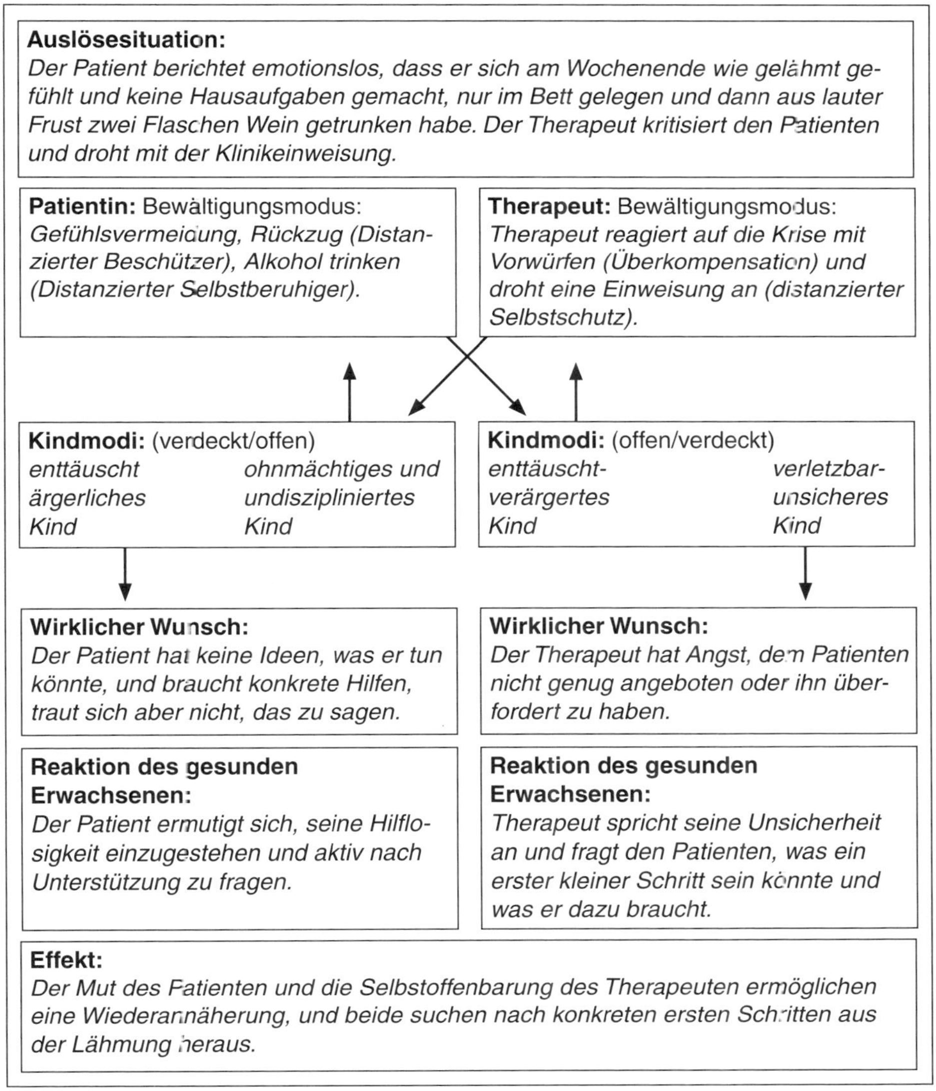

Auslösesituation:
Der Patient berichtet emotionslos, dass er sich am Wochenende wie gelähmt gefühlt und keine Hausaufgaben gemacht, nur im Bett gelegen und dann aus lauter Frust zwei Flaschen Wein getrunken habe. Der Therapeut kritisiert den Patienten und droht mit der Klinikeinweisung.

Patientin: Bewältigungsmodus: *Gefühlsvermeidung, Rückzug (Distanzierter Beschützer), Alkohol trinken (Distanzierter Selbstberuhiger).*	**Therapeut:** Bewältigungsmodus: *Therapeut reagiert auf die Krise mit Vorwürfen (Überkompensation) und droht eine Einweisung an (distanzierter Selbstschutz).*
Kindmodi: (verdeckt/offen) *enttäuscht ärgerliches Kind* / *ohnmächtiges und undiszipliniertes Kind*	**Kindmodi:** (offen/verdeckt) *enttäuscht-verärgertes Kind* / *verletzbar-unsicheres Kind*
Wirklicher Wunsch: *Der Patient hat keine Ideen, was er tun könnte, und braucht konkrete Hilfen, traut sich aber nicht, das zu sagen.*	**Wirklicher Wunsch:** *Der Therapeut hat Angst, dem Patienten nicht genug angeboten oder ihn überfordert zu haben.*
Reaktion des gesunden Erwachsenen: *Der Patient ermutigt sich, seine Hilflosigkeit einzugestehen und aktiv nach Unterstützung zu fragen.*	**Reaktion des gesunden Erwachsenen:** *Therapeut spricht seine Unsicherheit an und fragt den Patienten, was ein erster kleiner Schritt sein könnte und was er dazu braucht.*

Effekt:
Der Mut des Patienten und die Selbstoffenbarung des Therapeuten ermöglichen eine Wiederannäherung, und beide suchen nach konkreten ersten Schritten aus der Lähmung heraus.

Abbildung 3: Ausgefülltes Moduszirkel-Memo für einen vermeidenden Patienten

Auf der anderen Seite kann auch das Zeigen von Verletzbarkeit ganz pragmatisch gesehen werden. So lösen sowohl Kinder als auch traurige Menschen in der Regel Mitgefühl und eine wohlwollende Annäherungsbewegung aus. Panksepp (1998) führt das auf ein biologisch angelegtes „Bindungssystem" zurück. Es ist mithin sinnvoll, dass Therapeuten in der Supervision darin unterstützt werden, ganz bewusst aus einem ärgerlichen Affekt auszusteigen und sich das *Verletzbare Kind* in dem Patienten als inneres Bild neben der vordergründigen Erscheinung des Patienten vorzustellen. Dann ist die Kontaktaufnahme deutlich leichter, und in der Regel gehen die Patienten auch rasch auf das neue Beziehungsangebot ein.

In Abbildung 3 ist ein ausgefülltes MZM für einen vermeidenden Patienten und einen zunächst überkompensierenden und dann auch vermeidenden Therapeuten dargestellt.

Mögliche innere Konflikte oder die jeweiligen *Innere-Eltern*-Modi werden im MZM im Dienste der erwähnten Komplexitätsreduktion *nicht* betrachtet oder bearbeitet, was den Nachteil hat, dass ein wichtiger Bestandteil der inneren Dynamik nicht berücksichtigt wird. Falls dies entweder in Bezug auf den Patienten oder Therapeuten eine wichtige Rolle spielt, kann auf die ausführlichere Moduslandkarte zurückgegriffen werden (vgl. Abb. 1).

6.5.2 Mögliche Moduszirkel zwischen Patient und Therapeut

Ganz formal ergeben sich aus den möglichen Kombinationen der drei Bewältigungsmodi „Unterordnung", „Vermeidung" und „Überkompensation" miteinander neun Moduszirkel (vgl. Tab. 1).

Diese Moduszirkel sind alle hinderlich für eine optimale Therapie, wenn auch in unterschiedlichem Ausmaß und mit mehr oder weniger dramatischen Konsequenzen, nicht nur für die Patienten. Hier eine kurze Beschreibung der jeweils wichtigsten Aspekte:

1. Der Unterordnungs-Unterordnungs-Zirkel kann dazu führen, dass zentrale, konflikthafte Themen in der Therapie nicht angesprochen werden. Das bedeutet allerdings eine Verschwendung von Zeit und Ressourcen und führt dazu, dass den Patienten eine effektivere, da emotional wirksame Therapie vorenthalten wird. Es kommt aber nicht zu einer aktiven Schädigung der Patienten. Ziel der Supervision ist, den Therapeuten in Kontakt mit seinem aktiv-ärgerlichen Kindmodus zu bringen und ihn zu ermutigen, mehr Konfrontation zu wagen. Das sollte in Rollenspielen geübt werden.
2. Bei einem Zirkel aus vermeidenden Therapeuten und unterordnenden Patienten bewirkt dagegen das distanziert-emotionsarme Verhalten des Therapeuten eine Wiederholung möglicher emotionaler Vernachlässigungssituationen der Kindheit und wirkt daher im Sinne einer Retraumatisierung direkter schädigend. Grundsätzlich sollten mehr oder weniger durchgängig emotionsvermeidende Therapeuten bereit sein, diese Vermeidungsmuster zu verändern. Der Supervisor sollte dies unbedingt thematisieren (vgl. Kap. 9 und 12). Da sich die Patienten bedingt durch ihren Unterordnungsmodus kaum wehren können, haben bei dieser Konstellation Supervisoren eine besondere Verantwortung, Patienten zu schützen.
3. Noch kritischer ist die Kombination von überkompensierenden Therapeuten und unterordnenden Patienten. Im positiveren Fall dominieren die Therapeuten den Prozess,

Tabelle 1: Mögliche Moduszirkel zwischen Patient und Therapeut

Therapeuten-modus	Patienten-modus	Beispiel
Unterordnung	Unterordnung	Beide arbeiten „freundlich" zusammen, vermeiden aber Konflikte, so dass die Therapie stagnieren kann.
Unterordnung	Vermeidung	Der Therapeut müht sich ab, aber der Patient lässt sich nicht ein bzw. nimmt die Anregungen nicht auf. Im Sinne Kanfers et al. (2011) „schwitzt der Therapeut mehr als der Patient".
Unterordnung	Überkompensation	Der Therapeut lässt sich ausnutzen und entwerten.
Vermeidung	Unterordnung	Die Bedürfnisse des Patienten werden wie früher frustriert und der Patient erduldet das.
Vermeidung	Vermeidung	Es kommt zu keiner Emotionsaktivierung. Die Therapie stagniert, ohne dass jemand den Mut zur Beendigung hat.
Vermeidung	Überkompensation	Der Patient versucht, den Therapeuten zu entwerten oder zu manipulieren, der Therapeut lässt den Patienten „gegen die Wand laufen".
Überkompensation	Unterordnung	Der Therapeut dominiert den Prozess, der Patient macht gut mit, kann sich aber schlecht aus der Therapie lösen.
Überkompensation	Vermeidung	Der Therapeut fordert zu stark, klagt an oder entwertet den Patienten bis zur Reviktimisierung, bis dieser abbricht.
Überkompensation	Überkompensation	Machtkampf von Beginn an, eine Therapie kommt in der Regel nicht zustande.

verfolgen dabei aber für die Patienten adäquate Ziele. Das Problem besteht dann darin, dass die Therapeuten die Selbstwirksamkeit und damit die Autonomie der Patienten nicht optimal fördern. Dies fällt manchmal erst auf, wenn die Therapeuten die Beendigung der Therapie anstreben. Da die Überkompensation der Therapeuten in der Regel einhergeht mit einem mangelnden Bewusstsein ihrer eigenen *Verletzbares-Kind*-Seite (und mit überaktiven inneren Antreibern) ist es die Aufgabe der Supervisoren, die Therapeuten mit ihren Verletzbarkeits- und Ohnmachtsgefühlen in Kontakt zu bringen, diese auszuhalten und in der Therapie weniger aktionistisch zu sein. Sie sollen lernen, den Patienten mehr Raum und Zeit zu lassen, die eigenen Fähigkeiten zu entwickeln. Genauso wie Eltern Geduld brauchen, bis die Kinder selbst ihre Schnürsenkel binden können (und daher buchstäblich die „Sache oft lieber selbst in die Hand nehmen“). Im negativen Fall benutzen die Therapeuten die Patienten zur Selbstdarstellung bzw. um sich selbst besser zu fühlen. Das wäre ein emotionaler Missbrauch in der Therapie, der von Supervisoren sehr klar thematisiert werden muss, um Patienten zu schützen.

4. Bei unterordnenden Therapeuten und distanzierten Patienten liegt der Schaden eher bei den Therapeuten, weil diese früher oder später auszubrennen drohen oder zumindest frustriert sind. Besonders Therapeuten, die bereits in der Kindheit parentifiziert wurden, sind gefährdet, ihr „Liebe für Leistung“-Muster auch in der Therapie zu wiederholen. Hier muss der Supervisor eher den Therapeuten schützen als den Patienten, indem er den Zugang zu der blockierten Ärgerressource eröffnet und den Therapeuten in Rollenspielen die Technik der „empathischen Konfrontation“ vermittelt bzw. Techniken, den distanzierten Beschützer der Patienten zu umgehen (Roediger, 2011). Beides sollte in Rollenspielen konkret geübt werden.
5. Begegnen sich Patient und Therapeut im vermeidenden Selbstschutzmodus, kommt es zu stagnierenden Therapien. Dann muss der Supervisand ebenfalls in Kontakt mit seinem konstruktiven Ärger gebracht und zur empathischen Konfrontation ermutigt werden. Ähnlich wie bei 1. besteht aber keine Gefahr der aktiven Schädigung von Patienten.
6. Trifft ein überkompensierender Therapeut auf einen distanziert-vermeidenden Patienten, droht ebenfalls kein unmittelbarer Schaden für den Patienten, denn dieser schützt sich in der bewährten Weise. Aber es kommt eben auch nicht zu einer positiven Veränderung. Bevor der Therapeut den Patienten durch seine unempathische Überaktivität in den Abbruch treibt, sollte der Supervisor versuchen, den Therapeuten (z. B. durch eine Imaginationsübung in der Supervision) in Kontakt mit seiner *Verletzbares-Kind*-Seite zu bringen, damit er sich aus dieser Haltung heraus empathischer und weniger konfrontierend mit dem distanzierten Beschützer des Patienten auseinandersetzen kann.
7. Trifft ein unterordnender Therapeut auf einen überkompensierenden (z. B. narzisstischen oder gar antisozialen) Patienten, besteht eine große Gefahr, dass der Therapeut emotional geschädigt wird. Hier sind die Supervisoren aufgerufen, klar und entschlossen die Therapeuten zu warnen und ihnen aktiv bei der Korrektur des Behandlungssettings und der empathischen Konfrontation zu helfen, wie es im vorigen Abschnitt geschildert wurde. Gelingt dies nicht, sollten die Therapeuten unter Wahrung des Gesichtes der Patienten von sich aus die Therapie beenden, um sich nicht weiter den Übergriffen der Patienten auszusetzen. Unter Umständen sind dazu vorübergehend engmaschigere, zusätzliche Einzelsupervisionen notwendig. Gerade Patienten mit diesen Verhaltensmustern sollten idealerweise eher erst gegen Ende der Ausbildung zugemutet werden, da Therapeuten dann genug berufliches Selbstvertrauen und dementsprechend innere und äußere Wehrhaftigkeit aufgebaut haben (vgl. Kap. 2).
8. Distanzierte Therapeuten leiden weniger unter überkompensierenden Patienten, bekommen aber auch in der Regel keinen emotionalen Zugang zu den Modi des *Verletzbaren Kindes* der Patienten, weshalb der Therapieerfolg begrenzt bleiben dürfte. Eventuell gelingt es den Supervisoren den Therapeuten zu vermitteln, dass gerade dann, wenn die Therapeuten modellhaft zeigen, wie sie selbst mit ihren verletzbaren Anteilen umgehen, eher ein Zugang zu dem Modus des *Verletzbaren Kindes* der Patienten möglich ist, weil sich diese weniger bedroht fühlen.

9. Treffen zwei Überkompensierer aufeinander, schlägt das rasch Funken und die Patienten brechen unter Entwertungen des Therapeuten die Therapie ab. Das schadet zwar niemandem, aber das „therapeutische Fenster" des Patienten droht zuzugehen und er wird vermutlich zunächst keine weitere Therapie aufsuchen, weil er sich in seinen Vorurteilen über Therapeuten bestätigt sieht. Daher sollten die Therapeuten darin unterstützt werden, sich die hintergründigen Verletzbarkeiten auf beiden Seiten ins Bewusstsein zu rufen, das Tempo zu verlangsamen und zumindest strategisch eine weniger konfrontative Haltung einzunehmen. Konkrete Hinweise dazu wurden im vorigen Abschnitt bereits dargestellt.

Schematherapeutische Beziehungsgestaltung

Beachte:

Eine Tendenz zur Überkompensation muss nicht per se schädlich für eine Therapie sein, wenn der Therapeut diese reflektieren und mit einer empathisch-validierenden Seite ausgleichen kann.

Dies sollte in einer Supervision gefördert werden, indem der Therapeut mit seinen beiden Kindmodi in Kontakt gebracht wird und damit über sein volles emotionales Spektrum und die entsprechenden Bewältigungsmodi funktional verfügen kann. Für viele Therapeuten aus anderen Therapieschulen wirkt der aktiv-direktive und eben auch konfrontierende Stil der Schematherapie grundsätzlich „überkompensierend". Zugleich kann die zunächst ungewohnt direkte Art der Kontaktgestaltung eine wertvolle Anregung sein: Die starke Akzeptanz der Patienten für dieses Vorgehen wird oftmals unterschätzt, wenn es mit einem empathischen und flexiblen Verhalten „auf Augenhöhe" ausbalanciert wird. Tatsächlich wird die Beziehungsqualität einer Schematherapie von den Patienten sehr positiv eingeschätzt und die Abbruchquoten sind gering (Ball, 2007; Giesen-Bloo et al., 2006).

Diese flexible Reaktionsfähigkeit als „Metakompetenz" gilt es aufzubauen, damit jeder Therapeut seinen persönlichen Stil entwickeln kann. Zur Überkompensation neigende Therapeuten sollten sehr genau auf die Reaktionen ihrer Patienten achten, damit sie merken, wenn sie „zurückrudern" müssen. Sich zu stark unterordnende Therapeuten sollten Mut zur empathischen Konfrontation lernen und distanziert-vermeidende Therapeuten brauchen Ermutigung für das Erleben und den Umgang mit ihren eigenen Emotionen. Hier ist, wie in obigen Fallbeispielen beschrieben, flexibles Reagieren und differenzielle Unterstützung seitens der Supervisoren gefragt.

6.6 Exkurs: Forschungsstand Schematherapeutische Konzepte

Für wissenschaftlich Interessierte soll hier kurz der aktuelle Forschungsstand zur Schematherapie umrissen werden (für eine ausführliche Darstellung vgl. Bamelis et al., 2010). Eher praktisch Interessierte mögen direkt zum *Teil II* des Buches übergehen.

Aus der schematherapeutischen Theorieentwicklung entstanden mehrere *Fragebögen*, die unter anderem dazu dienen, die *Validität der Konstrukte* zu überprüfen. An dieser Stelle wird nur auf die wichtigsten beiden eingegangen, den bereits oben erwähnten Young Schema Questionnaire (YSQ-S3, Berbalk et al., 2008) und das Schema Mode Inventory (SMI). Die Autoren des YSQ –S3 mit 90 Items postulieren eine Faktorenstruktur mit 18 Faktoren erster Ordnung, die den einzelnen Schemata entsprechen (Young et al., 2005). Kriston et al. (2010), überprüften anhand einer Stichprobe von 1 150 Personen die postulierte Faktorenstruktur und stellten hohe Korrelationen zwischen den einzelnen Faktoren fest. Die Autoren schlagen aufgrund der Ergebnisse einen gemeinsamen generischen Faktor vor, den sie inhaltlich als „negative Affektivität/Neurotizismus" bezeichnen. Schäfer et al. (2010) untersuchten zusätzlich Reliabilität und Validität des Instruments. Die Reliabilität (Cronbachs Alpha) beurteilten sie als zufriedenstellend. Alle Skalen zeigten signifikante Korrelationen mit Achse-I- und Achse-II-Störungen (konvergente Validität). Die Schemawerte aller Skalen waren höher, je intensiver die Behandlung war, die die Personen aufgrund psychischer Probleme in Anspruch genommen hatten (Kriteriumsvalidität). Die Autoren schlussfolgern, dass es sich bei der deutschen Version des YSQ-S3 um ein reliables und valides Instrument handelt, um frühe maladaptive Schemata zu erfassen.

Die deutsche Version des Schema Mode Inventory (SMI) erwies sich ebenfalls als recht valide (Reiss et al., 2012): Anhand von 433 Personen (148 psychiatrische Patienten, 253 gesunde Kontrollpersonen sowie 32 forensischen Patienten) wurde die 14-Faktoren-Struktur der holländischen Version (Lobbestael, 2010) anhand einer konfirmatorischen Faktorenanalyse bestätigt. Allerdings korrelierten einige Modi hoch miteinander (z. B. die „negativen" Kindmodi r = .72). Trotzdem sollte nach den Autoren die Aufspaltung der Kindmodi nicht aufgegeben werden, da sonst klinisch wertvolle Information verloren ginge. Die Korrelationen sind ein Hinweis darauf, dass die Modi nicht stabil abgrenzbar sind, möglicherweise, weil Patienten rasch zwischen ihnen wechseln, je nachdem in welchem physiologischen Zustand sie sich gerade befinden (Roediger, 2011). Nahezu alle Modusdimensionen unterschieden gut zwischen gesunden Personen und psychiatrischen Patienten (psychiatrische Patienten wiesen signifikant höhere Werte in maladaptiven Modi auf, die gesunden Personen hatten signifikant höhere Werte in den adaptiven Modi), außer der Skala *Selbst-Erhöher* (überkompensatorischer Bewältigungsmodus), der vermutlich aufgrund sozialer Erwünschtheit weniger genannt wird. Nach den Autoren ist derzeit die Validierungsphase noch nicht abgeschlossen: Zu überprüfen bleibt zum Beispiel, ob sich Störungsgruppen bezüglich spezifischer Modusausprägungen unterscheiden.

Die *Wirksamkeit der Schematherapie* konnte bereits in einigen Studien gezeigt werden: Giessen-Bloo et al. (2006) führten eine Studie mit 88 ambulanten Patienten mit Borderline-Persönlichkeitsstörung durch. Die Patienten wurden randomisiert auf zwei Gruppen aufgeteilt: Die eine Gruppe erhielt drei Jahre lang Transference-Focused-Therapy (TFP, eine psychodynamische Therapie für Persönlichkeitsstörungen nach Clarkin, Yeomans & Kernberg, 1999), die andere Gruppe erhielt Schematherapie. Beide Gruppen verbesserten sich durch die Therapie, jedoch erwies sich Schematherapie als erfolgreicher: Die Gruppe zeigte eine niedrigere Drop-out-Rate, eine geringere Borderline-Symptomatik und eine höhere Lebensqualität. In einer Studie von Gude und Hoffart (2008, zitiert nach Schäfer, 2010) überprüften die Autoren, ob Patienten mit ängstlich-vermeidenden Persönlichkeitsstörungen und komorbider Agoraphobie unterschiedlich auf eine nicht manualbasierte psychodynamische Therapie („Treatment as usual", TAU) und eine Kombination aus kognitiver Therapie und Schematherapie (CT) in Bezug auf interpersonelle Probleme ansprachen und fanden, dass die CT-Gruppe in allen Maßen (interpersonelle Probleme und Symptomatik) deutlich bessere Effektstärken erreichte. Auch in der sogenannten „Cluster-C-Studie" zeigte sich die Schematherapie sowohl einem intensiven „Treatment as usual" als auch der Klärungsorientierten Therapie nach Sachse überlegen (Vortrag von A. Arntz auf der ISST-Tagung in New York am 19.5.2012). Insgesamt weisen die Ergebnisse der zahlenmäßig noch wenigen Therapiestudien in eine ermutigende Richtung; insbesondere zur Behandlung von Persönlichkeitsstörungen erscheint Schematherapie erfolgversprechend (Jacob, 2011).

In ihrer sehr aufschlussreichen Studie zu *emotionalen Schemata und Emotionsregulation von Psychotherapeuten* befragte Gysling-Tappeiner 412 schweizerische Psychotherapeuten mit Hilfe des YSQ-S3 (Gysling-Tappeiner, 2012). Das Schema *(1) „Überhöhte Standards/übertrieben kritische Haltung"* war bei den Psychotherapeuten am stärksten ausgeprägt, gefolgt von den Schemata *(2) „Selbstaufopferung"*, *(3) „Streben nach Zustimmung und Anerkennung"* sowie *(4) „Strafneigung"*. Weitere von Psychotherapeuten benannte, jedoch geringer ausgeprägte Schemata waren *(5) „Anspruchshaltung/ Grandiosität"*, *(6) „Unzureichende Selbstkontrolle"* und *(7) „Emotionale Verlassenheit/ Instabilität"*.

Die Ergebnisse entsprechen weitgehend den Annahmen von Leahy (2001), Ausnahme sind die von ihm als entscheidend postulierten unkonditionalen Schemata *„Soziale Isolierung"* und *„Emotionale Entbehrung" der* Domäne I (Abgetrenntheit und Ablehnung), die in der untersuchten Stichprobe nur mittlere Ausprägungen zeigten sowie *„Strafneigung"*, welches bisher in der Literatur noch nicht auftauchte.

Ein stark ausgeprägtes Schema *„Überhöhte Standards/übertrieben kritische Haltung"* der konditionalen Domäne V (Übertriebene Wachsamkeit und Gehemmtheit) beinhaltet nach Young et al. (2005) wie bereits erwähnt eine ausgeprägte Leistungsorientierung sowie die Tendenz zu Perfektionismus einhergehend mit geringer Spontaneität und Lebensfreude. Diese Haltungen bergen die Gefahr von Burnout in sich, wenn zu hohe Ansprüche an die Patienten, den Therapieerfolg oder an sich selbst nicht erfüllt werden. Sie gehen außerdem mit erlebten Gefühlen von Ohnmacht, Hoffnungslosigkeit und Schuld in der Interaktion mit Patienten einher (Gysling-Tappeiner, 2012). Die hohen Ausprägungen im Schema *„Strafneigung"* (beinhaltet die Haltung, dass Fehler nicht tolerierbar sind) werden von der Autorin dahingehend interpretiert, dass diese in engem Zusammenhang mit *„überhöhten Standards"* im Sinne von hohem beruflichem Verantwortungsbewusstsein zu sehen sind (Itembeispiel: „Wenn ich meinen Job nicht richtig mache, muss ich auch die Konsequenzen tragen").

„Selbstaufopferung"/„Streben nach Zustimmung und Anerkennung" gehören ebenfalls zur konditionalen Domäne IV „Fremdbezogenheit". Dieses Muster entsteht nach Young et al. (2005) als Reaktion auf ein frustriertes Bedürfnis nach Selbstwerterhöhung und stellt den Bewältigungsversuch dar, über eine erhöhte Konzentration auf die Bedürfnisse des Gegenübers, Aufmerksamkeit und Zuwendung zu erhalten. Nach Sachse (2004)

stellt die Fähigkeit, sich in das Gegenüber empathisch einzufühlen und dessen Bedürfnisse zu erspüren, eine Grundvoraussetzung für Psychotherapie dar. Andererseits sieht Leahy (2001) die Gefahr, dass sich Psychotherapeuten zu wenig abgrenzen und durchsetzen bzw. eigene Gefühle von Ärger und Enttäuschung nicht wahrnehmen geschweige denn ausdrücken, welches notwendige Veränderungsschritte beim Patienten verhindert.

Im Vergleich mit einer anderen nicht-klinischen Stichprobe von Kriston et al. (2010) wiesen die untersuchten Psychotherapeuten in allen 18 Schemata durchschnittlich niedrigere Werte auf. Dies wird von Gysling-Tappeiner (2012) im Sinne von Young et al. (2005) dahingehend interpretiert, dass sich Psychotherapeuten im Rahmen von Ausbildung und Selbsterfahrung bereits mit den eigenen Schemata auseinandersetzen und diese abschwächen konnten.

Die Werte der Psychotherapeuten entsprechen nach der Autorin dabei einer *flexiblen* und *moderaten* Ausprägungsform nach Bamber und McMahon (2008), wodurch die therapeutische Arbeit zwar kaum fundamental beeinträchtigt werde, andererseits liegt die Vermutung nahe, dass diese Schemata eine gewisse Vulnerabilität darstellen und in kritischen Interaktionssituationen mit Patienten aktualisiert, negative Emotionen in Form von Gegenübertragungsreaktionen (z. B. Ohnmacht, Hoffnungslosigkeit, Schuld, vgl. S. 61) hervorrufen und zu dysfunktionalem therapeutischem Verhalten wie Unterordnung und Konfliktvermeidung führen können.

Zusammenfassend kann aufgrund der vorliegenden empirischen Ergebnisse bezüglich klinischer und therapeutischer Stichproben geschlussfolgert werden, dass der Schemafragebogen YSQ-3 ein valides Instrument darstellt, mit Hilfe dessen kritische frühe maladaptive Schemata (Early Maladaptive Schemata, EMS) von Patienten und Psychotherapeuten festgestellt werden und klinische Gruppen von gesunden gut unterschieden werden können. Inhaltlich zeigten sich in bisherigen Studien mit Psychotherapeuten die emotionalen maldadaptiven Schemata „Überhöhte Standards“ und „Selbstaufopferung“ und „Streben nach Anerkennung“ als besonders ausgeprägt und sollten im Rahmen von Supervision und Selbsterfahrung besonders beachtet und bearbeitet werden.

Teil II
Das praktische Vorgehen

7 Supervision unter Nutzung schematherapeutischer Elemente

Wie Schmelzer als wichtiger Vertreter eines verhaltenstherapeutischen Supervisionskonzeptes orientieren wir uns in einer Ausbildungungssupervision grundsätzlich am Problemlösemodell nach D'Zurilla und Goldfried (1971), wobei jede Supervisionsepisode zunächst mit dem Supervisionsanliegen als Ausgangspunkt beginnt (Schmelzer, 1997). Der Autor beschreibt dabei folgende Schritte:

1. Einstieg und erste Orientierung sowie
2. Klärung des Ist-Zustandes, d.h. eine ausführliche Problemanalyse.

Angelehnt an dieses Vorgehen ist es sinnvoll, das vom Therapeuten verbal geäußerte Anliegen als Ausgangspunkt zu verwenden. Andererseits ist es nach Neumann (2012) hilfreich, bei der Entscheidung des Vorgehens in der Supervision weitere Aspekte mit einzubeziehen:

3. die Persönlichkeit des Therapeuten (einschließlich der oben genannten beruflichen Entwicklungsphase, seiner Schemata und typischen Bewältigungsmodi) und
4. Beziehungsaspekte zwischen Patient und Therapeut, um zu entscheiden, ob ein Anliegen bezogen auf den Gesamtprozess der Therapie nachvollziehbar ist und ob die Probleme (a) im technischen Vorgehen, (b) im Patienten oder (c) in der Person des Therapeuten begründet sind.

Im Weiteren wollen wir darstellen, wie im Fall (b) und (c) schemafokussiert vorgegangen werden kann:

7.1 Das allgemeine Vorgehen

1. *Therapeut äußert sein Anliegen.* Hat der Therapeut sein Anliegen formuliert, gilt es für den Supervisor zu entscheiden, wie er weiter vorgeht und ob der Einsatz einer Moduslandkarte sinnvoll erscheint. Insbesondere bei Fragen des Therapeuten zur Interaktion – oder vom Supervisor vermuteten Interaktionsproblemen – ist das im Folgenden beschriebene schematheoretische Vorgehen sinnvoll.
2. *Klärungsphase.* In der Klärungsphase werden die verschiedenen Modi von Patient und Therapeut erfragt oder per Video erfasst. Gegebenenfalls werden anhand des Modusmodells (Roediger, 2011) Hypothesen über nicht sichtbare, aber relevante Modi auf der Motivebene gebildet. Zur Veranschaulichung der Interaktion kann für den Patienten und/oder den Therapeuten eine Moduslandkarte oder für eine konkrete, kritische Interaktionssequenz ein Moduszirkel-Memo ausgefüllt werden.
3. *Lösungsphase.* Die Modusreaktionen des Therapeuten werden kurz reflektiert und auf ihre Funktionalität hin überprüft. Bei grundlegenderen dysfunktionalen Mustern des Therapeuten wird die Empfehlung ausgesprochen, diese im Rahmen von Selbsterfahrung oder Therapie zu bearbeiten wie von Jacob (2011) vorgeschlagen. Gegebenenfalls wird ein alternatives therapeutisches Verhalten (Modus des *Gesunden Erwachsenen*) erarbeitet und zum Beispiel per Rollenspiel geübt.

7.2 Typische Fallbeispiele aus der Supervisionspraxis

Für die folgenden Beispiele wurden typische Supervisionsszenarien ausgewählt und nach zunehmender Komplexität geordnet. Dementsprechend ist auch der Supervisor zunehmend gefordert: Sein Vorgehen wird direktiver und ein Videoeinsatz immer unentbehrlicher.

Fallbeispiel: Ausgebremster Ärger und Verhaltenshemmung
Die Therapeutin B. berichtet etwas ärgerlich und zugleich verzagt: „Meine Patientin Frau S. wertet andere ständig ab. Mich macht dieses Verhalten ärgerlich, ich kann ihr das nicht sagen, möchte dies aber tun."
Das dysfunktionale Verhalten der Patientin wird von der Therapeutin wahrgenommen, die eigene Reaktion (Ärger und Verhaltenshemmung) ebenfalls. Die Therapeutin nimmt die eigene Schemaaktivierung wahr, betrachtet diese als adäquat und spürt einen Eigenanteil (Angst), der therapeutisch sinnvolles Verhalten verhindert. Die Interaktion zwischen beiden ist für den Supervisor nachvollziehbar/transparent. Das Anliegen der Therapeutin ist nach einer kurzen Klärungsphase durch ein Rollenspiel direkt bearbeitbar.
Klärungsphase:
SV: „Weshalb können Sie es ihr nicht sagen? Was hindert Sie daran? Was befürchten Sie?"
Th: „Ich habe in dem Moment Angst, ihr in irgendeiner Weise weh zu tun. Ich befürchte, dass sie anfängt, verbal um sich zu schlagen, vielleicht, dass sie mich dann auch abwertet wie alle anderen Menschen, die sie kritisieren."
SV. „Was könnte schlimmstenfalls passieren? Was bedeutet das für Sie?"
Th: „Vielleicht, dass sie raus rennt, sagt, dass ich eine schlechte Therapeutin bin, die Therapie abbricht ..."
SV: „Kennen Sie diese Befürchtungen? Woher kennen Sie sie?"
Th: „Ja, es fällt mir allgemein schwer, anderen Menschen zu widersprechen oder sie zu kritisieren. Dies geht mir mit Patienten so, aber auch im privaten Umfeld."
Unter schematherapeutischer Perspektive wird gemeinsam Folgendes herausgearbeitet:
Das *Modusmodell der Patientin*:
Bei tatsächlicher oder vermeintlicher Kritik reagiert die Patientin mit einem verletzten (Angst und Minderwertigkeit) und einem impulsiven Kindmodus (Aggression, alles kurz und klein schlagen) sowie strafenden nach innen („Du kannst nichts! Du bist dumm und minderwertig!") und außen gerichteten Elternanteilen („Die anderen können nichts und sind egozentrisch!"). Ist der impulsive Kindmodus stärker und die *Innere-Eltern*-Modi nach außen gerichtet, führt das zu einem überkompensatorischen Bewältigungsstil, nämlich überheblichem Verhalten anderen gegenüber (sich selbst auf-, die anderen abwerten: „Ich kann es eh besser als alle anderen dummen Menschen"). (Dieses Verhalten kann übrigens rasch in ein unterordnendes Verhalten kippen, wenn die Angst und die nach innen gerichteten Kritiker stärker werden. Dann bringen die Patienten z.B. in der nächsten Stunde zur Entschuldigung ein Geschenk mit).
Das *Modusmodell der Therapeutin*:
Die Therapeutin reagiert im Modus des *Wütenden Kindes* („Was fällt ihr ein, andere so abzuwerten!"), der vom nach innen gerichteten strafenden Elternmodus gebremst wird („Du darfst nicht wütend sein, du bist die Therapeutin! Wenn sie dann ärgerlich wird, bist du daran schuld."). Aus dem inneren Konflikt resultiert eine ängstliche Verhaltenshemmung, d.h. die Therapeutin zeigt ein vermeidendes Bewältigungsmuster (sich die Wut nicht anmerken lassen, die Schimpftirade über sich ergehen lassen, Ohren auf Durchzug stellen, passiv abwarten).

Lösungsphase:
SV: „Wir haben nun herausgefunden, dass die Ursache für die Hemmung Ihre nach innen gerichteten inneren Elternanteile sind, die das Gefühl des Ärgers sanktionieren. Diese gilt es zu entmachten. Möchten Sie dies hier tun oder im Rahmen von Selbsterfahrung?"
(In der *Selbsterfahrung* wird mit Hilfe einer Imaginationsübung nachgespürt, in welcher früheren (biografischen) Situation das Gefühl geprägt wurde. Es taucht eine Situation mit einem aggressiv abwertenden Vater und einer nicht schützenden Mutter auf; die damalige Situation wird mit Hilfe eines sog. Imagery Rescripting (Holmes et al., 2007) bearbeitet).
Nach der Bearbeitung der eigenen Schemata der Therapeutin wird in der Supervision nun das konkrete Verhalten der Patientin gegenüber thematisiert:
SV: „Wie würden Sie gerne handeln? Wir probieren es aus im Rollenspiel."
Die Therapeutin übt, ihre Sorge und ihren Ärger der Patientin gegenüber im Rollenspiel anzusprechen: „Es fällt mir schwer, Ihnen das zu sagen, weil ich weiß, wie sehr Ihnen Kritik unter die Haut geht, aber es macht mich ärgerlich, wenn Sie andere Menschen abwerten. Ich würde gerne mit Ihnen schauen, weshalb Sie das tun. Wie geht es Ihnen in dem Moment tief drinnen, wenn Sie sich abgelehnt fühlen?"
SV: „Welche Hausaufgabe geben Sie sich für die nächste Therapiestunde?"

Das gehemmt-unsichere Verhalten der Supervisandin wird erst vor ihrem eigenen Schemahintergrund verständlich und auflösbar. Eine nur vordergründige Verhaltensmodifikation ist nicht zielführend. Supervisanden sollten mit Hilfe von Supervision ihre dahinterstehenden Modi (und ggf. ihren Schemahintergrund) ergründen, um ihre Verhaltensblockaden längerfristig beheben zu können.

Fallbeispiel: Therapeutin im Aufopferungsmodus
Die Therapeutin B. berichtet unter Druck: „Die Patientin ist wieder sehr jammernd und verzweifelt. Die Hausaufgaben konnte sie wieder nicht machen. Es geht ihr sehr schlecht, sogar schlechter als am Anfang der Therapie. Wie kann ich ihr helfen?"
Die Therapeutin nimmt den Appell der Patientin („hilf mir") wahr, reagiert infolge ihres Aufopferungsschemas („ich muss helfen") und äußert ihr Anliegen dementsprechend sehr exakt. Das eigene Erleben und die Bewertung sind der Therapeutin nicht bewusst, die Therapeutin befindet sich „zu dicht" am Erleben der Patientin. Bevor das Anliegen bearbeitet wird, bedarf es daher einer ausführlichen Klärungsphase.
Klärungsphase:
SV: „Wie geht es Ihnen mit dem Anliegen der Patientin?"
Th: „Ich weiß nicht. Ich bin hilflos, habe Mitleid ..."
SV: „Gibt es noch ein anderes Gefühl?"
Th: „Sie macht mich vielleicht auch ein bisschen ärgerlich."
SV: „Weshalb macht sie Sie ärgerlich?"
Th: „Weil sie mir das schon seit einigen Stunden auf die gleiche Weise vermittelt. Es scheint irgendwie ihr Muster zu sein."
SV: „Lassen Sie uns zunächst herausfinden, welches Muster es sein könnte (...)"
Die Moduslandkarte der Patientin wird gemeinsam ausgefüllt:
Die Patientin zeigt vordergründig ein unterordnendes Verhalten (jammernd, klagend, sich als hilflos präsentierend, Verantwortung abgebend) mit einem Appell an die Therapeutin: „Hilf mir". Im Hintergrund befinden sich vermutlich Emotionen von Ängstlichkeit und Traurigkeit (Allein gelassen sein; Verletztes-Kind-Modus). Die Supervisorin spürt in der drängenden Art, wie die Patientin ihr Leid präsentiert, auch eine gewisse fordernde Komponente, hinter der ein *Enttäuscht-ärgerliches*-Kind- oder *Undiszipliniertes-Kind*-Modus („Mir steht besondere Beachtung und Versorgung zu") vermutet werden kann.

Die Moduslandkarte der Therapeutin wird gemeinsam ausgefüllt:
Auslösesituation ist das wiederholte Klagen der Patientin. Die Therapeutin fühlt sich hilflos, überfordert und ängstlich (Verletztes-Kind-Modus), welches ein leichtes Gefühl von Ärger überdeckt. Deutlich wahrnehmbar für die Therapeutin ist vor allem ein fordernder *Innere-Eltern*-Anteil, der sagt: „Du musst ihr helfen, so dass es ihr wieder besser geht. Du bist verantwortlich. Wenn Du das nicht schaffst, bist Du nicht gut genug, dann wirst Du nicht mehr gemocht." Resultierend aus diesem Konflikt zeigt sie ein aufopferndes Verhalten: Die Therapeutin überzieht die Sitzung, sie bietet ihr zusätzliche Krisentermine an. Die Therapeutin reagiert damit komplementär zum Bewältigungsmodus der Patientin, wodurch sich dieser verstärken dürfte. Beide befinden sich in einem dysfunktionalen Moduszirkel.
Lösungsphase:
SV: „Wenn es das dysfunktionale Verhaltensmuster der Patientin ist, ist die Schlüsselfrage: Was würde ihr langfristig helfen?"
Die Therapeutin kann erkennen, dass die Selbstwirksamkeit der Patientin gefördert werden muss. Dazu muss der verdeckte *Wütendes-Kind*-Modus in der Patientin wahrgenommen, validiert und verstärkt werden, denn er liefert die Kraft, aktiver für sich zu sorgen. Dazu muss die Therapeutin aber erst ermutigt und ihre eigene innere Blockade verstanden und gelöst werden. Dazu ist möglicherweise etwas Selbsterfahrungsarbeit notwendig.
In der *Selbsterfahrung* wird mit Hilfe einer Imaginationsübung herausgearbeitet, dass bei der Therapeutin alte Gefühle von Hilflosigkeit und Schuld aktualisiert wurden, die sie im Umgang mit einer wichtigen Bezugsperson erlebte. Mit Hilfe eines *Imagery Rescripting* wird die ursprüngliche Situation bearbeitet und eine von den dysfunktionalen *Innere-Eltern*-Anteilen emanzipierte Neubewertung erarbeitet und eingeübt.
In der *Supervision* übt die Therapeutin in einem Rollenspiel Folgendes anzusprechen: „Ich erlebe Sie im Moment sehr hilflos. Was möchte Ihr Kindanteil eigentlich? Lassen Sie es uns anhören." (Mit Hilfe von Stühlearbeit werden beide Kindanteile wahrgenommen, das verletzte Kind wird getröstet, das *Undisziplinierte Kind* wird wohlwollend begrenzt.)
Bleibt die fordernde Haltung der Patientin bestehen, formuliert die Therapeutin, dass sie sich mehr Verantwortungsübernahme seitens der Patientin wünscht: „Ich nehme wahr, dass sich im Moment der fordernde Kindanteil in den Vordergrund schiebt. Es geht nur vorwärts in der Therapie, wenn wir beide zusammen arbeiten und berücksichtigen, was Sie eigentlich brauchen. Wie können Sie mit sich umgehen, damit Ihre eigentlichen Bedürfnisse (nach Trost, Zuwendung) besser befriedigt werden?"

Das Trennen von Bewältigungs- und Motivebene bei der Patientin hilft der Therapeutin, aus dem Moduszirkel in eine komplementäre Beziehungsgestaltung zu wechseln. Dieses Vorgehen schafft für fordernde Patienten mehr Klärung als ein rein kontingenzorientiertes Vorgehen, zum Beispiel im Sinne der Dialektisch Behavioralen Therapie nach Linehan (1996). Dazu muss die Therapeutin aber zunächst ihre eigenen inneren Antreiber kennen und entmachten.

Fallbeispiel: Therapeutin im Beschützermodus
Die Therapeutin berichtet aufgewühlt und konfus: „Die Patientin Frau M. verwirrt mich. Die Patientin hat gesagt, dass ihre vorherige Therapeutin ihr immer Telefonkontakte zwischen den Sitzungen erlaubt hat, und dass sie dies bei mir auch gerne hätte, falls es ihr ganz schlecht geht. Ich habe versucht, sie empathisch zu konfrontieren und gesagt, das ginge bei mir nicht und dies sei zu ihrem Schutz. Ich habe den Eindruck, das war zu schnell und zu harsch." Die Therapeutin bemerkt selbst, dass sie im Sinne einer Schemaaktivierung auf die Patientin reagiert hat und möchte dies in der Supervision reflektieren und bearbeiten.

Klärungsphase:
SV: „Wie fühlten Sie sich in dem Moment, als die Patientin ihren Wunsch äußerte?"
Th: „Zunächst fühlte ich mich hilflos. Dann bekam ich Angst und fühlte mich unter Druck gesetzt. Außerdem war ich auch etwas wütend."
SV: „Was machte Ihnen Angst?"
Th: „Ich hatte das Gefühl, dass wenn sie mich anruft, ich ihr dann nicht helfen kann und dass das schlimm endet. Ich verspürte plötzlich großen Druck, für alles verantwortlich zu sein und sie dann retten zu müssen. Das überfordert mich und das will ich nicht."
Die Moduslandkarte der Patientin ergibt Folgendes:
Die Patientin wendet sich im Unterordnungsmodus (hilflos, anklammernd) an die Therapeutin. Gespeist wird dieser von einem verletzten Kindmodus („Ich bin allein, verlassen, keiner liebt mich, ich schaffe es nicht") und nach innen gerichteten abwertenden Elternanteilen. Eine leichte Tendenz der Manipulation bzw. der Aufbaus einer Erwartungshaltung (überkompensatorisches Verhalten) ist ebenfalls zu spüren durch den Vergleich mit der vorherigen Therapeutin.
Die Moduslandkarte der Therapeutin wird erstellt:
Auslösesituation ist die Bitte der Patientin nach Telefonkontakten. Die Therapeutin reagiert mit Überforderungsgefühl, Hilflosigkeit und Angst („Sie ist abhängig von mir, sie wird suizidal, ich muss dann helfen, ich schaff das nicht!") außerdem Ärger (ich mag nicht so unter Druck gesetzt werden!). Nach den einschießenden automatischen Gedanken gefragt, werden ausgeprägte nach innen gerichtete fordernde Elternstimmen deutlich: „Du musst sie retten! Du darfst nicht hilflos sein, sonst bist Du schwach!" Außerdem: „Sie mochte die andere Therapeutin lieber als dich. Das darf nicht sein! Du musst besser sein". Durch den inneren Druck und den Ärger durch die befürchtete Abwertung kommt es schließlich zu einem überschießenden (sich selbst schützenden) Verhalten (Aggressiver Beschützer) und einem leichten Vorwurf an die Patientin und die ehemalige Therapeutin.
SV: „Kommen Ihnen diese Gefühle und Gedanken bekannt vor?"
Th: „Ja, ich mag es nicht, hilflos und ängstlich zu sein. Das kann ich sch echt aushalten. Als Kind hatte ich oft Angst, konnte sie aber nicht zeigen, weil meine Mutter immer sagte: ‚Es ist gut, dass du so stark bist!' Es gab für Ängste keinen Raum, ich fühlte mich damit allein gelassen und musste stattdessen meine Mutter entlasten und stützen. Dabei habe ich mich oft überfordert gefühlt."
SV: „Ich denke, es wäre wichtig, Ihre eigene Hilflosigkeit und Angst zu akzeptieren, die Sie als Kind durch die überfordernde Mutter erlebt haben und das *Innere Kind* zu nähren (auf die Bedürfnisse des Kindes zu hören etc.), außerdem die strengen *Innere-Eltern*-Stimmen zu entkräften. Wie und wo möchten Sie dies tun?
(Die Therapeutin gibt an, das Thema in der *Selbsterfahrung* durcharbeiten zu wollen, sie möchte dazu eine Imaginationsarbeit machen.)
Lösungsphase:
SV: „Wie möchten Sie gerne auf die Patientin reagieren?"
Th: „Ich hätte gerne mehr inneren Abstand, statt sofort zu reagieren. Ich habe erst einmal verstanden, dass ich hilflos sein darf, das ist wichtig für mich und beruhigt mich. Ich könnte vielleicht sagen: ‚Wenn Sie mich das fragen, merke ich, dass ich mich unter Druck gesetzt fühle und ich weiß nicht ob ich Ihnen dann gut helfen kann in der Situation. Lassen Sie uns zunächst einmal schauen, welches Bedürfnis eigentlich dahintersteckt, wenn Sie den Wunsch nach Telefonkontakten äußern. Ich glaube, Ihr *Verletzbares Kind* braucht die Sicherheit, dass es nicht so verlassen ist wie früher. Ich kann Ihnen anbieten, dass Sie mir eine E-Mail schreiben und wir können diese E-Mail dann in der nächsten Sitzung besprechen und schauen, ob Sie es geschafft haben, sich mit Hilfe Ihres *Gesunden Erwachsenen* selbst zu beruhigen'".

Das Wissen um die eigenen Modi erlaubt der Therapeutin, sich durch eine Selbstoffenbarung für die Patientin emotional nachvollziehbar abzugrenzen (anstatt formal aus einem leicht aggressiven Beschützer heraus) und ihr gleichzeitig leistbare Beziehungsangebote zu machen. Dies ist für die Beziehung nicht belastend und die Therapeutin gibt ein gutes Modell für selbstfürsorgliches Verhalten.

Fallbeispiel: Therapeut im distanzierten Beschützermodus
Der Therapeut H. berichtet distanziert emotionslos: „Bei Frau K. fand die letzte Therapiestunde statt. Ich finde, dass die Patientin ein zufriedenstellendes Ergebnis in der Therapie erreichte. Es sind noch ein paar Symptome da, aber mit denen wird sie leben müssen, diese sind nicht gravierend. Das sieht die Patientin auch so. Für mich ist der Fall gut abgeschlossen, ich habe kein Anliegen für die Supervision."
Es könnte sich um eine realistische Einschätzung eines Therapeuten handeln, der sich im Modus des *Gesunden Erwachsenen* befindet. Allein Tonfall, Körpersprache, Mimik und die Wortwahl („müssen") des Therapeuten sowie das Gefühl des Supervisors, der den Therapeuten als etwas kalt und abweisend erlebt, geben uns Hinweise darauf, dass dies nicht der Fall sein könnte. Schemaaktivierungen sind auf den ersten Blick nicht erkennbar. Der Supervisor prüft, ob sich der Therapeut in einem emotional vermeidenden Bewältigungsmodus, zum Beispiel dem „distanzierten Beschützer" befindet (und die Patientin ebenfalls) oder ob diese sogar im Modus der Unterordnung auf den Therapeuten reagiert hat. Es bedarf einer ausführlichen Klärungsphase zunächst im Gespräch, dann mit Hilfe der Videoaufnahme der Sitzung.
Klärungsphase:
SV: „Wie empfinden Sie das Therapieende? Wie empfindet die Patientin das Therapieende?"
Th: „Ich denke, es ist ganz gut gelaufen. Sie sagt auch, sie sei ganz zufrieden."
SV: „Ich spüre aus Ihrer Schilderung weder, ob Sie, noch ob die Patientin dies so empfinden, daher möchte ich, dass wir uns die Sitzung auf Video anschauen."
Bei Betrachtung des Videoausschnittes wird deutlich, dass die Patientin Zweifel und Ängste geäußert hat, in unsicherer Haltung dasitzt sowie dem Blick des Therapeuten ausweicht und dieser nicht darauf eingegangen ist.
SV: „Sehen Sie die nonverbalen Reaktionen der Patientin? Was geht in Ihnen jetzt vor, wenn Sie auf dem Video sehen, wie die Patientin andeutet, dass sie Angst davor hat, alleine zurechtzukommen? Welche Gedanken, Gefühle tauchten bei Ihnen auf?"
Th: „Hilflosigkeit, Versagensgefühl. Der Gedanke: Du hast ihr nicht gut genug geholfen."
SV. „Was glauben Sie hat Sie veranlasst, so auf die Patientin zu reagieren?"
Th: „Ich glaube, ich habe inneren Druck verspürt, weil das Therapieende naht und habe der Patientin ihre Erfolge aufgezählt, um mich selbst zu beruhigen."
SV: „Wie hat sie daraufhin reagiert?"
Th: „Sie hat sich gefügt, so wie sie es immer tut."
SV: „Das ist dann aber möglicherweise noch kein optimales Therapieergebnis. Was hätte sie eigentlich gebraucht? Vielleicht finden wir eine Lösung, diesem Bedürfnis doch noch gerecht zu werden."
Die Moduslandkarte der Patientin ergibt:
Das nahende Therapieende löst bei der Patientin Angst aus (verletzter Kindmodus vor dem Hintergrund eines Verlassenheitsschemas). Die strafende *Innere-Eltern*-Stimme meldet sich: „Du darfst keine Angst haben! Du musst das alleine schaffen!". Daraus resultiert das Bewältigungsverhalten der Unterordnung: Die Ängste „wegpacken", dem Therapeuten sagen, dass alles ganz okay ist, Gefühle der Schwäche möglichst verbergen.

Die Moduslandkarte des Therapeuten ergibt:
Das nahende Therapieende und die bei der Patientin untergründig vorhandene Angst lösen beim Therapeuten ebenfalls Angst (Verletztes-Kind-Modus) aus. Die inneren fordernden Elternstimmen sind sehr dominant: „Du musst sie retten, Du musst es schaffen, dass sie keine Angst mehr hat!" Aus dieser inneren Situation resultiert ein distanzierter Beschützermodus (Weder eigene noch Gefühle der Patientin wahrnehmen, Patientin (und Supervisorin) überzeugen wollen, dass die Therapie „funktioniert" hat).
Lösungsphase:
SV: „Aus meiner Sicht ist es notwendig, dass Sie sich mit Ihren eigenen *Innere-Eltern-*Anteilen auseinandersetzen, um eine fürsorgliche Haltung sich selbst bzw. den eigenen *Inneres-Kind-*Anteilen gegenüber zu entwickeln. Ich schlage vor, dass Sie das Thema in der *Selbsterfahrung* bzw. im Rahmen einer *Psychotherapie* thematisieren und bearbeiten und dass wir die Umsetzung auf der Verhaltensebene hier üben und per Video überprüfen, damit Sie die Gefühle der Patienten noch besser wahrnehmen lernen. Außerdem brauchen wir noch eine Lösung für ein besseres Therapieende für die Patientin. Wäre es eine Möglichkeit, auch nach Abschluss der Richtlinientherapie noch in monatlichen Abständen ‚Boostersitzungen' durchzuführen, in denen Sie an den Restängsten der Patientin arbeiten und die Patientin die Erfahrung machen kann, dass sie tatsächlich mit nur noch geringer Unterstützung durch Sie alleine zurecht kommt?".
Es wird nun im Rollenspiel mit wechselnder Rollenverteilung geübt, das Erleben der Patientin zu spiegeln und zu validieren und empathisch-unterstützend auf die Angst einzugehen.

In diesem Beispiel wird deutlich, dass der Supervisor auf die subtilen Aspekte der Präsentation durch den Supervisanden achten sollte. Auch wenn explizit „kein Anliegen" geäußert wird, sollte der Supervisor sich auf die eigene Wahrnehmung von zu großer emotionaler Distanz des Supervisanden verlassen, welche die therapeutische Interaktion allein durch das Gespräch nicht einschätzbar macht. Selbstkritisch sei hier angemerkt, dass in Ausbildungssupervisionen die Betrachtung von Videoaufnahmen auch seitens Supervisoren oftmals nicht konsequent genug verfolgt wird. Die Gründe hierfür sind vermutlich vielfältig (beispielsweise hoher Zeitdruck aber auch konfliktvermeidendes Verhalten).

Erst durch die Videoaufnahme werden die subtilen Aspekte der Interaktion zwischen Patient und Therapeut deutlich und bearbeitbar. Durch den gemeinsamen Blick auf das Video können problematische Aspekte sachlich und selbstwertschonend angesprochen werden. Auch der Hinweis auf Schemaaktivierungen auf Therapeutenseite und der sich daraus ergebende Selbsterfahrungsbedarf kann für die Betroffenen nachvollziehbar vermittelt werden, was sonst eine sehr diffizile Angelegenheit ist.

Bei fortgeschrittenen Supervisanden ist es nicht mehr nötig, eine komplette eigene Moduslandkarte zu erstellen. Es reicht aus, die inneren Anteile mit Stichworten kurz zu benennen:

Fallbeispiel: Fortgeschrittene Supervisandin
Supervisandin R. ist bereits mit der Moduslandkarte vertraut. Sie ärgert sich immer wieder sehr über Patienten, wenn diese „nicht so funktionieren wie ich das möchte" und reagiert mit nach außen gerichteten Elternanteilen. Zugleich kann sie sich selbst kritisch reflektieren.

Th: „Frau T. lässt sich einfach nicht auf ihre Gefühle ein und ist dauernd im distanzierten Beschützer. Das nervt mich! Ich denke, ich tue schon alles, um sie dorthin zu bringen. Ich habe einen Videoausschnitt dabei, wo das deutlich wird."
SV: „Ich spüre, dass Sie ziemlich ärgerlich auf Frau T. sind."
Th: „Ja, ich bemühe mich mit allen Mitteln, dass sie ihre Gefühle mehr zulässt, aber sie schafft es einfach nicht. Alle anderen Patienten schaffen es. Ich denke, es liegt nicht an mir, dass es nicht vorwärts geht."
SV: „Welcher Anteil reagiert in Ihnen?"
Th: „Hmm, ich denke es ist mein innerer Antreiber, der sagt: Du müsstest es schaffen, du musst es schneller hinkriegen, dass es ihr besser geht!""
SV: „Ich höre auch noch etwas anderes heraus, Sie rechtfertigen sich gerade."
Th: „Ja, die inneren Antreiber sind so stark, dass ich mich verteidigen und der Patientin die Schuld geben muss."
SV: „Lassen Sie uns mit Hilfe des Videos überprüfen, an wem und woran es liegt, dass es nicht vorwärts geht."
Es wird deutlich, dass sich die Patientin sehr bemüht und es wird herausgearbeitet, dass sie vermutlich durch Versagensängste, induziert von ihren inneren Antreibern, überfordert ist und sich in einen ausgeprägten distanzierten Beschützermodus flüchtet, der aufgrund von biografischen Erfahrungen (harte Bestrafung durch den Vater bei kleinsten Fehlern) entstanden ist.
Th: „Gut, dass wir uns das nochmals angeschaut haben. Ich merke, dass ich fast in eine Überkompensation rutsche. Dann würde ich mich wie der Vater verhalten! Ich muss geduldiger mit ihr sein."
SV: „‚Müssen' klingt, als würde dies wieder der innere Antreiber sagen."
Th: „Stimmt, wenn ich nochmals in mich hineinspüre, bin ich nun entlastet, da ich sehe, dass es ihr im Moment nicht anders möglich ist, und ich kann mir selbst sagen: Ich darf mir mehr Zeit lassen. Das Wissen um das *Verletzbare Kind* in der Patientin hilft mir dabei. Sie ist nicht bockig, sie hat einfach Angst! Ich will ihr diese Angst nehmen, dann wird es besser laufen."

Hier wird deutlich, wie der Bezug zum Modusmodell eine gemeinsame Begriffsebene schafft, auf der sich Therapeut und Supervisor in kollegialer Weise auf einer Arbeitsebene „auf Augenhöhe treffen", um die Erlebens- und Verhaltenstendenzen nicht wertend beschreibbar und handhabbar zu machen.

7.3 Schwierige Supervisionssituationen im Ausbildungskontext

7.3.1 Verarbeitung von abwertendem Patientenverhalten und Therapieabbruch

Im folgenden Fallbeispiel wird eine Situation geschildert, bei der es sinnvoll ist, dass die Grenzen zwischen Supervision und Selbsterfahrung entgegen dem üblichen Vorgehen auf Wunsch und zum Schutz der Supervisandin aufgehoben werden. Hier ist es sinnvoll, die Reaktion der Ausbildungstherapeutin zeitnah im Rahmen von Supervision zu bearbeiten, da

1. sich die Therapeutin zu Beginn ihrer Ausbildung befindet (in Phase 1 des oben beschriebenen Entwicklungsmodells) und sie daher in ihrem Selbstkonzept als Therapeutin noch leicht zu verunsichern ist und

2. sich aus einer Verunsicherung Folgen (fortgesetztes Schonverhalten, Vermeidung von Konfrontation) für die weiteren Therapien ergeben könnten, die wiederum zu Misserfolgserleben führen können.

Fallbeispiel: Therapieabbruch

Supervisandin A. befindet sich am Beginn ihrer Praktischen Ausbildung, sie behandelt ihre ersten ambulanten Patienten.

Mehrfach hatte sie in der Supervision bereits von Frau P. berichtet, mit der die Therapie schwierig sei, weil sie sich sehr ambivalent der Therapeutin gegenüber verhalte: Mal habe sie sie in höchsten Tönen gelobt, dann wieder habe sie sie mit der Heilpraktikerin verglichen („Sie ist viel besser, sie hat mir aus dem suizidalen Tief herausgeholfen, Sie nicht!“) oder habe sie ärgerlich angefahren („Warum fragen Sie so viel? Das müssen Sie doch selbst wissen!“). In der letzten Sitzung gab die Patientin an, nun die Therapie beenden zu wollen, weil es ihr nur immer schlechter gehe. Sie habe außerdem einen Brief an die Ambulanzleitung geschrieben, in der sie alle Kritikpunkte an der Therapeutin aufführe. Supervisandin A. wirkt beim Schildern des Vorgefallenen offensichtlich beunruhigt und bedrückt.

SV: „Liebe Frau A., da haben Sie bestimmt sehr gelitten. Wie geht es Ihnen mit dem Vorgefallenen?“

Th: „Ich fühle mich schlecht und schuldig, dass es Frau P. so schlecht geht. Außerdem schäme ich mich vor Ihnen und habe Angst, dass Sie denken, ich wäre eine schlechte Therapeutin. Ich habe eine Audioaufnahme dabei, mir ist es wichtig, dass wir das nochmal anhören, um zu überprüfen, ob ich etwas falsch gemacht habe.“

SV: „Lassen Sie uns zunächst die Audioaufnahme anhören, um einen Eindruck zu bekommen, was zwischen Ihnen beiden passiert ist. Dann überprüfen wir gemeinsam Ihre Befürchtungen.“

Auf der Aufnahme wird deutlich, dass Frau P. sich der Therapeutin gegenüber bereits zu Beginn der Stunde unterschwellig bis offen aggressiv und abwertend äußert. Diese reagiert ruhig und freundlich. Gemeinsam wird analysiert, in welchem Modus (Überkompensation) sich die Patientin befindet und weshalb sie die Therapeutin abwertet. Der Hintergrundkonflikt wird herausgearbeitet: Es besteht ein übermächtiges Kontrollbedürfnis und massive Angst, sich auf die Therapie einzulassen.

SV: „Nachdem wir nun verstanden haben, aufgrund welcher inneren Motive die Patientin Sie abwertet, wie geht es Ihnen nun?“

Th: „Ich bin nun schon etwas entlastet, weil ich das Verhalten der Patientin besser einordnen, näm ich auf ihren eigenen Konflikt attribuieren kann, aber es bleibt noch ein Rest Unsicherheit, nämlich der Gedanke, dass ich etwas falsch gemacht habe und dass ich eine schlechte Therapeutin bin.“

SV: Lassen Sie uns diese innere Stimme hören. Was sagt sie?

(An dieser Stelle kann eine Stühleübung durchgeführt werden, bei der sich die Therapeutin auf den Stuhl der inneren Antreiber oder Bestrafer setzt und deren Sätze modellhaft ausspricht).

Th: „Die innere Stimme sagt: ‚Du bist schuld! Du bewirkst, dass die Patienten suizidal werden. Du bist eine schlechte Therapeutin. Die Supervisorin hat einen schlechten Eindruck von dir.‘“

SV: „Es ist wichtig, dass diese Stimme entmachtet wird. Was antworten wir ihr im Sinne eines *Gesunden Erwachsenen*?“ Hierbei kann sich die Therapeutin auf einen „*Gesunder-Erwachsener*-Stuhl“ setzen, die Supervisorin „assistiert“ dabei, indem sie auch eigene Sätze mit einfließen lässt).

Th: „Der *Gesunde Erwachsene* in mir sagt: ‚Diese Frau war fortwährend aggressiv-abwertend dir gegenüber, vermutlich weil du sehr freundlich zu ihr warst. Du hattest keine

Chance. Es ist gut, dass die Therapie nun beendet ist, damit Du Dir das nicht länger antun musst. Du hast dein Bestes gegeben, hast mit Freundlichkeit und Wärme versucht, ihr zu helfen. Es ist in Ordnung, Du selbst zu sein. Auch unsicher zu sein ist in Ordnung.'"
Die Supervisorin bekräftigt das Gesagte und validiert die Supervisandin in ihrer Wahrnehmung. An dieser Stelle wird die Supervisionssitzung zunächst beendet und bei Bedarf, falls die kritisch selbstabwertende Stimme wieder auftaucht, das Thema beim nächsten Mal nochmals aufgegriffen und weiter bearbeitet.

In diesem Fallbeispiel nimmt die „Stühleübung" eine zentrale Rolle ein. In anderen Fallbeispielen wurden Imaginationstechniken eingesetzt. Wir sind uns bewusst, dass diese aus Gestalttherapie und Psychodrama stammenden Techniken (Young, 2005) nicht zwingend Gegenstand der VT-Ausbildung sind. Andererseits haben viele VT-Supervisoren diese Techniken in anderen Kontexten gelernt, und es ist durchaus sinnvoll, diese erlebnisaktivierenden Interventionen in der Supervision einzusetzen, nicht zuletzt, um sie den Supervisanden erlebbar zu machen. Wir sind der Ansicht, dass diese Methoden längerfristig in den Kanon der Verhaltenstherapieausbildung aufgenommen werden können und sollten.

Insbesondere wiederholte Abwertung und ein nachfolgender Therapieabbruch kann nachhaltig schädigende Wirkung haben, da die Therapeutin keine Chance mehr hat, die Themen direkt im Kontakt mit der Patientin zu bearbeiten und die Vorwürfe auf diese Weise aufzulösen. Der *Innere Kritiker* kann (wie im Beispiel oben vorgeschlagen) durch Validierung und Akzeptanz der eigenen Unsicherheit (welche naturgemäß zu Beginn der Berufstätigkeit vorhanden ist) entmachtet werden. Hier dürfen Supervisoren durchaus auch einmal stellvertretend für Therapeuten deren *Innere-Eltern*-Modi entmachten.

7.3.2 Verarbeitung von schwerer Selbstverletzung oder Suizid

Hierbei empfiehlt sich ein ähnliches Vorgehen wie oben vorgeschlagen. Zunächst wird die Moduslandkarte des Patienten analysiert, um herauszuarbeiten, welcher innere Konflikt beim Patienten womöglich vorlag und weshalb die dysfunktionale Bewältigungsstrategie (Selbstverletzung, Suizid) als Ausweg gewählt wurde. Dieser diagnostische Schritt entlastet den Therapeuten bereits, da deutlich wird, dass das destruktive Verhalten aus einem inneren Konflikt heraus erfolgte, für den in erster Linie biografische Lernerfahrungen und aktuelle Schemaaktivierungen, nicht jedoch ursächlich der Therapeut verantwortlich ist, auch wenn eine Interaktion mit dem Therapeuten unmittelbar vorausging. Ein Verständnis zu erlangen für die zugrundeliegenden Motive und ein konsequentes „Aufteilen" des Patienten in verschiedene Modi dient hierbei einerseits der Wiedergewinnung eines subjektiven Kontrollgefühls des Therapeuten (weil es therapeutische Ansatzmöglichkeiten aufzeigt), andererseits ermöglicht es auch, sich zu distanzieren und den Patienten „loszulassen" sowie die eigenen Einflussmöglichkeiten realistischer einschätzen zu können.

Bei allen Erklärungen für das destruktive Verhalten ist es in diesen Extremfällen sehr wahrscheinlich, dass *Innere Kritiker* und bestrafende Stimmen des Therapeuten Nahrung bekommen und dass diese mit Selbstzweifeln und Schuldgefühlen reagieren. Daher ist es hilfreich, nicht nur auf den Umgang mit dem Patienten zu schauen, sondern in einer oder mehreren Supervisions- oder Selbsterfahrungseinheiten die Moduslandkarte des Therapeuten in den Fokus zu rücken, die internalisierten Elternstimmen zu entkräften und den *Gesunden Erwachsenen* zu stärken. Ein Therapeut benötigt bei der Bewältigung dieser radikalen Kontaktabbrüche bzw. von Aggressivität seitens der Patienten umso mehr Hilfestellung, je mehr tatsächliche bzw. potenzielle „äußere Kritiker" vorhanden sind in Gestalt von anklagenden Mitpatienten, eigenen Vorgesetzten oder Angehörigen des Patienten. Insbesondere Kliniksysteme, in deren Rahmen diese Vorfälle noch dazu häufiger vorkommen als im Rahmen von ambulanter Psychotherapie, sind hierfür besonders vulnerabel und können geradezu einen Resonanzboden darstellen für strafende oder fordernde internalisierte Elternstimmen eines Therapeuten.

Fallbeispiel: Patient begeht Suizid

Herr K. befand sich seit 15 Therapiestunden bei Therapeutin D. in Behandlung, als die Therapeutin einen Anruf von der bestürzten Ehefrau des Patienten Herrn K. erhielt, dass er sich heute früh völlig unvermittelt umgebracht habe. In einem weiteren Telefonat berichtet sie von den vorausgehenden Ereignissen in der Familie und welche Veränderungen sie bei ihrem Ehemann beobachtet hatte: Am Wochenende vor dem Suizid konnten innerhalb der Familie erstmals konkrete Lösungen gefunden werden für eine langjährig bestehende finanziell belastende Situation, was sich eigentlich beruhigend auf den Patienten ausgewirkt hatte. Umso unverständlicher erschien ihr nun der Suizid ihres Ehemannes.

SV: „Das ist ein großer Schock auch für mich. Wie geht es Ihnen damit?"

(die Selbstoffenbarung der Supervisorin soll die Therapeutin signalisieren, dass diese Gefühle in der Supervision wichtig sind und gezeigt werden dürfen. Sie handelt weniger aus eigener Betroffenheit, sondern vor allem als Modell für die Therapeutin). Es wird nun zunächst ausreichend Raum gelassen, den eigenen Gefühlen ungefiltert (Trauer, aber auch Ärger) Ausdruck zu verleihen. (...)

SV: „Lassen Sie uns nun schauen, was bei Herrn K. innerlich abgelaufen sein könnte, dass er schließlich keinen anderen Ausweg mehr sah und sich umbrachte."

Gemeinsam wird mit Hilfe der Moduslandkarte des Patienten rekonstruiert, welche akute oder chronische Auslösesituation evtl. vorgelegen haben mag und welcher innere Konflikt aktualisiert wurde.

Herr K. litt bereits langjährig unter Selbstvorwürfen und der fast überwertig anmutenden Idee, finanziell unverzeihliche Fehler gemacht zu haben und für die eigenen bereits erwachsenen Kinder dadurch nicht gut genug gesorgt zu haben. Der *Innere Kritiker* war enorm ausgeprägt und bewirkte extreme Schuld- und Versagensgefühle. In der Therapie war begonnen worden, den Inneren Kritiker zu entmachten (mit Hilfe von Realitätsüberprüfung, kognitiver Umstrukturierung der Selbstvorwürfe etc.). Auf der Verhaltensebene wurden Lösungsmöglichkeiten erarbeitet: mit den Kindern und der Ehefrau ins Gespräch zu gehen und deren Sichtweisen überprüfen (erwartungsgemäß relativierte die Familie die „Schuld", stützte den Patienten und versuchte ihn zu entlasten). Die kurzfristig erfolgte Entlastung durch das aktuelle Familiengespräch (nun war für Kinder und Ehefrau bestmöglich gesorgt) gab dem Patienten die Erlaubnis, nun gehen zu dürfen (in Form eines Suizids), um sich der eigenen tiefer liegenden Schuldgefühle zu entledigen und die Familie von der Bürde zu befreien, mit einem „Versager" leben zu müssen. Der zugrundeliegende Konflikt, der Selbstvorwurf, große finanzielle unverzeihliche Fehler gemacht zu haben, war noch nicht ausreichend entkräftet worden und hatte untergründig fortbestanden.

SV: „Wie geht es Ihnen nun?"

Th: „Nun geht es mir schon etwas besser, da ich einordnen kann, weshalb Herr K. sich das Leben nahm. Andererseits taucht eine Stimme in mir auf, die sagt, ich hätte es wissen

und erkennen müssen, wie schlecht es ihm wirklich geht. Ich hätte den Suizid verhindern müssen."
Nochmals wird die Moduslandkarte des Patienten betrachtet, vor allem sein interaktionelles Verhalten der Therapeutin gegenüber. Er war stets sehr angenehm (pünktlich, akkurat gekleidet, gut vorbereitet) im Kontakt gewesen, hatte von einer Verbesserung seiner Befindlichkeit berichtet. Er war auffallend höflich gewesen, zugleich emotional wenig spürbar. Vermutlich, so wird im Nachhinein geschlossen, handelte es sich um unterordnendes angepasstes Verhalten, aufgrund der Angst, eine Belastung für die Therapeutin zu sein.
SV: „Er hat es uns extrem schwer gemacht zu erkennen, wie schlecht es ihm tatsächlich geht. Um Ihren *Inneren Kritiker* zu entkräften, lassen Sie uns ihn auf den Stuhl setzen und hören, welche Vorwürfe kommen, dann können wir schauen, wie wir ihn entkräften. (...)"
(Die Formulierung des „uns" soll die Therapeutin entlasten, weil die Supervisorin sich auch hat täuschen lassen. Auch Supervisoren können nicht alles erkennen!)
Der *Gesunde Erwachsene* formuliert schließlich:
„Du hast dir große Mühe gegeben, Herrn K. zu helfen und ihn von seinen Schuldgefühlen zu entlasten. Er konnte es leider nicht annehmen und ließ dir auch nicht genug Zeit. Sein *Innerer Kritiker* war außergewöhnlich stark ausgeprägt und ihr hättet noch einige Therapiestunden gebraucht, um weiter daran zu arbeiten. Du konntest von außen nicht erkennen, was tatsächlich in ihm vor sich ging, da er es vor dir und der Familie auch bei Nachfragen verbarg und rechtzeitige Hilfe dadurch verunmöglichte. Du hast nach bestem Wissen und Gewissen gehandelt. Leider führte ein als Entlastung gedachtes Familiengespräch dazu, dass Herr K. sich die Erlaubnis geben konnte, sich das Leben zu nehmen. Dies war von dir nicht so intendiert und du konntest es auch nicht in dieser Weise vorhersehen. Selbst erfahrene Therapeuten können nicht alles erkennen oder vorhersehen."
Die Therapeutin gibt an, nun weitmöglich entlastet zu sein. Bei Bedarf (auftauchenden Selbstvorwürfen oder -zweifeln) wird das Thema in weiteren Supervisionsstunden wieder aufgegriffen und bearbeitet.

Je nach Berufserfahrung, beruflichem Selbstvertrauen und Ausprägung des *Gesunden Erwachsenen* des Therapeuten muss der Supervisor aktiv werden und den Therapeuten darin unterstützen, eine solche Erfahrung konstruktiv zu bewältigen. Zugleich übernimmt der Ausbildungssupervisor rechtliche und – noch wichtiger – moralische Verantwortung für das Geschehene. Wahlweise kann die Stimme des *Gesunden Erwachsenen* somit immer auch in Wir-Form gesprochen werden: „Wir haben uns sehr bemüht, ihm zu helfen, sind aber an unsere Grenzen gestoßen und müssen diese nun akzeptieren." Durch die Selbstoffenbarung durch die Supervisorin und die „Wir"-Perspektive wird auf der Beziehungsebene eine kollegiale Solidarität zwischen Supervisorin und Supervisand zum Ausdruck gebracht, die unter Umständen mehr zur emotionalen Entlastung beiträgt, als inhaltliche Argumente.

7.3.3 Umgang mit Verliebtheit

Dass Therapeut und/oder Patient füreinander mehr als die übliche Sympathie entwickeln, passiert vermutlich öfter als angenommen. Damit, dass sich beispielsweise männliche Patienten verlieben, ist aufgrund des oftmals jungen Alters der meist weiblichen Therapeuten in Ausbildung zu rechnen und sollte vom Ausbildungssupervisor mit im Blick behalten, d. h. im Zweifelsfall angesprochen werden, ohne dies zu dramatisieren: „Könnte es sein, dass Ihr Patient sich verliebt hat?" und/oder: „Wie geht es Ihnen mit ihm diesbezüglich?“ Ziel ist zunächst, das Thema zu enttabuisieren und auf diese Weise einzuladen, darüber zu sprechen, falls es relevant sein sollte. Das Thema ist vermutlich, trotz aller öffentlichen Thematisierungsversuche der letzten Jahre, noch immer recht schambesetzt, vor allem dann, wenn der Therapeut seinerseits „Verliebtheitsgefühle“ entwickelt. Freyberger (2009) betont, dass nach der empirischen Datenlage in 10 % aller therapeutischen Beziehungen narzisstische oder sexuell missbräuchliche Prozesse stattfinden. Ein Befund, den Laireiter (2002, 2003) sowohl in einem Review wie auch einer eigenen empirischen Studie auch für den Bereich der Selbsterfahrung und Eigentherapie in der Psychotherapieausbildung wahrscheinlich machen konnte. Freyberger mahnt daher an, dass insbesondere die Ausbildungssupervision zu diesem Problembereich einen wichtigen präventiven Beitrag leisten sollte. Wir führen das folgende Beispiel auf, um Therapeuten zu ermutigen, sich diesbezüglich in der Supervision mitzuteilen.

Fallbeispiel: Verliebtheit

Supervisandin K. kommt etwas bedrückt in die Supervisionssitzung.

Th: „Es ist mir sehr peinlich, aber ich möchte gerne darüber sprechen, um mir klarer zu werden, was mit mir los ist. Ich merke, dass ich mich auf Herrn H. immer besonders freue und das beunruhigt mich etwas. Ich denke, ich muss die Therapie abbrechen.“

SV: „Was vermuten Sie denn, womit es zusammenhängt, dass Sie sich auf ihn freuen?“

Th: „Ich habe das Gefühl, dass er mich schätzt. Und zwar nicht nur als Therapeutin, sondern auch als Frau. Und mir selbst gefällt das irgendwie. Ich freue mich auf die Therapiestunden und hatte schon mal den Gedanken, wie es wäre, ihn außerhalb zu treffen. Das macht mir Angst, ich bin schließlich verheiratet und habe ein kleines Kind.“

SV: „Ich finde es sehr mutig von Ihnen, dass Sie das Thema ansprechen. Zunächst sollten wir klären: Möchten Sie sich das hier anschauen oder lieber in der Selbsterfahrung?“

Th: „Ich möchte das gerne hier für mich klären.“

SV: „Dann lassen Sie uns schauen, was bei Ihnen gerade passiert.“

Gemeinsam wird eine Moduslandkarte für die Therapeutin ausgefüllt. Auslösesituation ist, dass die Therapeutin den Eindruck hat, dass der Patient sie als Frau sympathisch und attraktiv findet. Besonders ins Auge fällt, dass sich bei der Therapeutin ein *Trauriges-Kind-Modus* meldet, der es genießt, wahrgenommen zu werden und sich nach Spaß und Genuss sehnt. Gleichzeitig gibt es einen Anteil, der hilflos ist, weil der Patient recht gesund erscheint und eine dazugehörige *Innere-Eltern*-Stimme lautet: „Du kannst ihm nichts geben als Therapeutin“. Weitere *Innere-Eltern*-Stimmen der Therapeutin sind: „Du musst dein Kind ordentlich erziehen, sei nicht so egoistisch, schließ erst die Ausbildung ab, dann kannst du locker lassen.“ Der Therapeutin fällt auf, dass sie zurzeit in ihrer Partnerschaft wenig Zuwendung bekommt. Außerdem erlaubt sie sich seit der Geburt des Kindes und dem Beginn der Ausbildung in ihrer Freizeit kaum noch Spaß und Entspannung.

Als Reaktion des *Gesunden Erwachsenen* wird nun Folgendes erarbeitet:

„Es ist in Ordnung, dass du dich etwas verliebt hast. Es ist ein Zeichen dafür, dass in deinem Leben zurzeit Spaß und Wahrgenommenwerden als Frau zu kurz kommen. Die Freundlichkeit und Wertschätzung, mit der dir Herr H. begegnet, hat dein Mangelgefühl aktiviert. Das hat mit ihm als konkreter Person eigentlich nichts zu tun. Es geht nicht um ihn, sondern um die angemessene Befriedigung deiner Grundbedürfnisse. Besprich das mal mit deinem Mann, wie Ihr diese Elemente wieder etwas mehr in den Alltag integrieren könnt. Vielleicht nutzt Du auch deine Freiräume besser und gehst mal wieder in ein Konzert, was Dir früher so großen Spaß gemacht hat.“

SV: „Das hört sich gut an. Wie gehen wir nun bezüglich Herrn H. vor?“

Th: „Der *Gesunde Erwachsene* in mir sagt: ‚Ein Problem ist ja, dass wir keine konkreten therapeutischen Themen mehr haben, deshalb entsteht zu viel freier Raum, den wir irgendwie füllen müssen.'"
SV: „Was möchten Sie tun, um dieses Problem zu lösen?"
Th: „Herrn H. möchte ich sagen, dass ich zwar gerne mit ihm arbeite, aber dass er aus meiner Sicht bereits viel erreicht hat und ich keine konkreten Ansatzpunkte mehr sehe und das Therapieende anvisieren und planen möchte."
Dies wird abschließend nochmals im Rollenspiel geübt.
SV: „Wie geht es Ihnen nun?"
Th: „Ich bin froh, dass ich es ausgesprochen habe, obwohl es mir vorab peinlich war. Ich fühle mich nun deutlich entlastet, es macht mir weniger Angst. Solche Gefühle dürfen da sein und es erinnert mich daran, dass mir gerade etwas fehlt in meinem Leben."

Wichtig:

Hier wird deutlich, dass eine angstfreie Supervisionsatmosphäre das Vertrauen schaffen kann, über persönliche Gefühle und die eigene aktuelle (oder auch biografische) Lebenssituation zu sprechen. Hier nähern sich Supervision und Selbsterfahrung an.

8 Einnehmen einer Entwicklungsperspektive oder „Das Selbstveränderungsprojekt“

Wir wollen an dieser Stelle noch einmal an das auf Seite 19 beschriebene Entwicklungsmodell von Supervision von Stoltenberg et al. (1997) erinnern. Gerade in den etwas fortgeschrittenen Ausbildungsphasen (2 und 3) äußern viele Ausbildungstherapeuten neben der Verbesserung ihrer störungsspezifischen Behandlungskompetenzen ein Anliegen, welches in Richtung Änderung eigener Verhaltensmuster geht, um ihre Beziehungsfähigkeit zu optimieren und sagen zum Beispiel: „Ich beobachte bei mir eine Schwierigkeit, die sich in verschiedenen Therapiesituationen bei einem bestimmten Typ von Patienten zeigt.“

Beachte:

Häufig sind es genau die Patienten, die die eigenen Schemata der Therapeuten aktivieren und früh erlernte maladaptive Bewältigungsreaktionen auslösen, die wiederum die Handlungsfähigkeit der Therapeuten einschränken.

Diesem Problem kann durch den oben skizzierten Einsatz von schematherapeutischen Elementen Rechnung getragen werden. Ziel ist, dass Ausbildungstherapeuten über den langen Ausbildungszeitraum Ausbildungsinhalte integrieren, um einen durch ihre Stärken gekennzeichneten persönlichen kognitiv-verhaltenstherapeutischen Stil zu entwickeln (Rzepka-Meyer, 1997). Im Fokus der entwicklungsorientierten Supervision steht, dass Ausbildungskandidaten sogenannte Metakompetenzen erlernen, d. h. beispielsweise eine aktive Lernhaltung und eine angemessen kritische Selbstreflexion entwickeln. Das wird durch eine emotionsfokussierte, schematherapeutisch basierte Supervision gefördert.

Zur direkten Beurteilung der therapeutischen Kompetenz anhand von Videoaufnahmen werden Skalen zur Einschätzung des Therapeutenverhaltens eingesetzt, zum Beispiel der Fragebogen für eine kriterienorientierte Supervision (Langer & Frank, 1999) oder die Biografisch-Systemische-Verhaltenstherapie (BSVT)-Adhärenz-Checkliste von Zarbock (2010, vgl. Tab. 2). Hierbei wurden zahlreiche bedeutsame Therapeutenkompetenzen in konkretes beobachtbares Verhalten aufgeschlüsselt und thematisch gegliedert aufgelistet. Die inhaltlichen Bereiche der BSVT-Checkliste sind: (1.) Therapeut-Patient-Beziehung, (2.) Sitzungs-Therapiestruktur, (3.) Motivationsarbeit, (4.) Arbeit am Hintergrund, (5.) Arbeit am Symptom. Die Liste kann aus unserer Sicht sehr hilfreich sein zur Orientierung und Strukturierung. Viele Therapeuten in Ausbildung möchten vom Ausbilder wissen: „Wie muss sich ein guter Therapeut verhalten?“ (therapeutisches Interaktionsverhalten) oder „Was muss ich denn alles können?“ (Bandbreite an Standardinterventionen).

Tabelle 2: Biografisch-systemische-Verhaltenstherapie (BSVT)-Adhärenz-Checkliste (Zarbock, 2010)

Qualitätsskala (vom Therapeuten auszufüllen): 1: Ich kann sehr gut; 2: Ich bin zufrieden; 3: Ich möchte verbessern

1. Therapeut-Patient-Beziehung			
1.1 Therapeut wirkt freundlich, partnerschaftlich und wertschätzend, akzeptiert den Patienten als Person.	1	2	3
1.2 Therapeut fühlt sich in Erleben und Wertesystem des Patienten ein, nutzt Validierungsstrategien (holt den Patienten dort ab, wo er steht).	1	2	3
1.3 Therapeut wirkt kompetent, als Experte und vermittelt Vertrauen in die Therapie.	1	2	3
1.4 Therapeut vermittelt Modelle, Annahmen, Informationen in einer für den Patienten verständlichen Art und Weise.	1	2	3
1.5 Therapeut ist fürsorglich, stützt, hilft bei der Lebensbewältigung des Patienten.	1	2	3
1.6 Therapeut wählt eine angemessene Sprache und Aufteilung der Redeanteile.	1	2	3
1.7 Therapeut verhandelt mit dem Patienten Rechte, Pflichten, Regeln sowie das konkrete therapeutische Vorgehen.	1	2	3
1.8 Therapeut konfrontiert den Patienten empathisch mit einem dysfunktionalen Verhaltensmuster.	1	2	3
2. Sitzungs-Therapiestruktur			
2.1 Therapeut stellt zu Beginn eine Tagesordnung auf oder vereinbart gemeinsam einen Sitzungsfokus oder Sitzungsziele.	1	2	3
2.2 Therapeut knüpft an vorausgegangene Sitzung(en) an.	1	2	3
2.3 Therapeut wählt angemessenes Tempo, richtet sich geduldig nach dem Prozess und den Bedürfnissen, falls indiziert, führt und strukturiert den Patienten.	1	2	3
2.4 Therapeut berücksichtigt aktuelle Phase der Therapie: Beginn (Psychoedukation, Konsensfindung), Mitte (aktive Zielerreichung), Ende (Bilanz, Selbsthilfe, Rückfallprophylaxe), ggf. Krisenintervention.	1	2	3
2.5 Therapeut bespricht die letzten Hausaufgaben und gibt kommende Hausaufgaben.	1	2	3
2.6. Therapeut leitet rechtzeitig das Ende der Sitzung ein.	1	2	3
3. Motivationsarbeit			
3.1 Therapeut gibt motivierende Rückmeldungen bzgl. des Therapieverlaufes und betont (Teil-)Fortschritte.	1	2	3

Tabelle 2: (Fortsetzung)

3.2 Therapeut benennt und nutzt die Ressourcen des Patienten. Therapeut bemerkt, markiert Positives im Leben des Patienten, lobt den Patienten.	1	2	3
3.3 Therapeut bespricht die Vor- und Nachteile der Beschwerden und der Beschwerdefreiheit.	1	2	3
3.4 Zweifel, Vorfälle, Widerstände und Bedenken werden respektvoll exploriert und analysiert.	1	2	3
3.5 Therapeut erkundigt sich nach aktueller Therapiemotivation, Ziel- und Methodenkonsens.	1	2	3
4. Arbeit am Hintergrund			
4.1 Therapeut bearbeitet Schemata, Grundannahmen, Regeln und Pläne.	1	2	3
4.2 Therapeut bearbeitet Traumata, Entwicklungsdefizite und Konflikte, Copingstrategien und persönliche Vulnerabilitäten.	1	2	3
4.3 Therapeut erarbeitet das systemische Umfeld der Beschwerden (Beruf, Beziehungen, Familie, Soziales und Hobbys).	1	2	3
4.4 Therapeut bespricht internale und externale Funktionalitäten des Symptoms.	1	2	3
4.5 Therapeut vermittelt (fortlaufend) das Störungsmodell, verknüpft aktuelles Erleben mit Biografischem, benennt Schlüsselerlebnisse.	1	2	3
5. Arbeit am Symptom			
5.1 Therapeut erarbeitet gemeinsam mit dem Patienten eine Exploration/Mikroanalyse (SORKC, 4-Ebenen) von Problemverhalten.	1	2	3
5.2 Therapeut leitet Übungen zur Verhaltensänderung an: (Selbst-)Exposition, Aktivitätsaufbau, Kompetenztraining, Symptommanagement, Problemlösen, Ressourcenaktivierung, Verhaltensexperimente.	1	2	3
5.3 Therapeut unternimmt Übungen zur kognitiven Um- und Restrukturierung, bearbeitet automatische Gedanken, nutzt geleitetes Entdecken und Sokratischen Dialog.	1	2	3
5.4 Therapeut leitet zur Emotionsregulation und -verarbeitung an (z.B. Imaginationsübungen, Rollenspiele) mit aktuellem oder biografischem Fokus.	1	2	3
5.5 Therapeut bietet Übungen zur Achtsamkeit, Spannungsregulation an.	1	2	3

Listen dieser Art geben quasi normativ vor, welches Verhalten ein Therapeut zeigen sollte (z.B. unter 1. Therapeut-Patient-Beziehung: „Therapeut wirkt freundlich, partnerschaftlich und wertschätzend, akzeptiert den Patienten als Person"). Anhand dieser Liste kann ein Therapeut für sich selbst (und/oder der Supervisor) einschätzen, in welchem Ausmaß er die jeweilige Anforderung erfüllt („Ich kann sehr gut", „Ich bin zufrieden",

„Ich möchte verbessern"). Die Liste kann individuell je nach Problemstellung zusätzlich um weitere selbst formulierte Items ergänzt werden, zum Beispiel „Therapeut konfrontiert Patient empathisch mit einem dysfunktionalen Muster".

Für den Ausbildungssupervisionsprozess kann sich der Supervisand ein „Selbstveränderungsprojekt" vornehmen, welches ein konkretes neues Verhalten einem oder mehreren Patienten gegenüber zum Ziel hat und auf dem Weg dorthin eventuell Selbsterfahrung mit einbezieht. In einer schematherapeutisch basierten Supervision bietet sich dazu eine Moduslandkarte des Therapeuten an, die typische Auslösesituationen, seine Verhaltensdefizite und die dahinter stehenden emotionalen Aktivierungen und verinnerlichte Bewertungen aufzeigt. Die Verhaltensänderung sollte immer wieder – auch per Video – überprüft bzw. evaluiert werden und gegebenenfalls sollten neue Ziele festgelegt werden, so dass der Veränderungsprozess über die gesamte Supervisionszeit hinweg unterstützt wird. So wird die Moduslandkarte nach und nach komplettiert und der Supervisand sieht die Erweiterung seines Erlebens- und Verhaltensspektrums.

Fallbeispiel Supervisandin B.
Supervisandin Frau B. hat etwa die Hälfte ihrer erforderlichen Fallstunden der *Praktischen Ausbildung* erbracht. Sie hat einige Therapien erfolgreich abgeschlossen und ist sich sicher bezüglich vieler, insbesondere formaler Anforderungen (Diagnostik, Verhaltensanalyse, Antragsstellung). Sie hat somit bereits ein Fundament an beruflichem Selbstvertrauen erworben. Sie hat einen guten Zugang zum Erleben der Patienten und beginnt nun zunehmend, sich selbst zu reflektieren. Zum beschriebenen Zeitpunkt behandelt sie zwei Patienten mit überkompensatorischem Verhalten (sich selbst überhöhen, andere abwerten, aggressives Verhalten anderen gegenüber) und bemerkt, dass es ihr schwerfällt, diese Patienten angemessen zu konfrontieren. Sie entwickelt einen Leidensdruck, weil sie sich in einigen Situationen als handlungsunfähig und zu passiv erlebt. Anhand der oben genannten Checkliste formuliert sie folgendes „Selbstveränderungsprojekt": „Ich möchte lernen, Patienten schneller mit Problemverhalten empathisch zu konfrontieren, auch wenn es ihnen sichtbar unangenehm ist."

Fallbeispiel: Selbstveränderungsprojekt
Supervisandin B: Mein Selbstveränderungsprojekt Supervision

1. Ist-Zustand:
   a. Ich kann gut: empathisch mitgehen, validieren; fürsorgliches Stützen
   b. Ich möchte verbessern: Patient mit seinen eigenen dysfunktionalen Anteilen empathisch konfrontieren, Kritik äußern fällt mir schwer, insbesondere, wenn Patient kritikempfindlich ist.
   c. Folgende Selbsterfahrungsaspekte sind dabei berührt:
      Angst vor Konflikten/Angst verlassen zu werden oder nicht mehr gemocht zu werden (dies hat mit der Beziehung zu meinem Vater zu tun). Ich gehe dann schnell in einen Vermeidungs- oder sogar Unterordnungsmodus.
2. Ich werde dies folgendermaßen bearbeiten/üben:
   a. In der Selbsterfahrung thematisieren (die Beziehung zu meinem Vater emotional bearbeiten: *Inneres Kind* trösten, schützen und Geborgenheit geben, damit ich selbstständiger werden und mich dann von meinem Vater „verabschieden" kann)
   b. Üben, Herrn X. zu sagen, wenn ich sein Verhalten nicht okay finde, zum Beispiel Ärger äußern, wenn er das nächste Mal zu spät kommt „Herr X., ich merke, dass ich ärgerlich bin, weil ..."; innere Haltung, die mir hilft: „Ich bin unabhängig von seiner

Anerkennung. Auch wenn er dann sauer/gekränkt ist und die Therapie abbricht, bin ich in Ordnung."

3. Evaluation
   a. Ich habe gut gemacht: Herr X. ist zu spät gekommen, ich habe Ärger gespürt und geäußert. Er reagierte eher geknickt und zeigte sich einsichtig. Ich hatte Mitleid, habe aber den Ärger nicht zurückgenommen.
   b. Ich möchte weiter verbessern: Ich habe (wegen Mitleid) zu wenig auf einer Verhaltensänderung bestanden. Ich möchte beim nächsten Zu-spät-Kommen wieder Ärger äußern und außerdem sagen: „Ich möchte, dass Sie das nächste Mal pünktlich kommen. Wenn es uns nicht gelingt, an diesem Muster zu arbeiten, blockiert das den Therapieprozess. Das kann zum Scheitern der Therapie führen."

Auszug aus einer Supervisionssitzung mit Frau B.

Th: „Mein Patient, Herr A., hat Alkohol getrunken trotz unserer Abstinenzvereinbarung. Er bagatellisierte dies und versuchte, mich zu beschwichtigen. Ich habe ganz gut reagiert, ihn konfrontiert und nicht entschuldigt. Trotzdem bin ich nicht ganz zufrieden mit meiner Reaktion."

Das Videoband der Sitzung wird angeschaut: Es wird deutlich, wie der Patient bagatellisierte, die Therapeutin immer strenger wurde, sich die Interaktion hochschaukelte und „festfuhr".

Gemeinsam wird eine Moduslandkarte des Patienten erstellt:

Auslösesituation ist die geäußerte Kritik der Therapeutin am Alkoholkonsum und dem Brechen der Vereinbarung. Der Patient reagiert nach außen hin mit überkompensatorischem Verhalten (lachend beschwichtigen „Das macht doch nichts!", „Kommen Sie, seien Sie nicht so kleinlich, das bisschen Alkohol, ich habe das unter Kontrolle!"). Gemeinsam wird nun analysiert, dass er innerlich vermutlich mit einem ausgeprägten Minderwertigkeitsgefühl reagiert aufgrund einer *Innere-Eltern*-Stimme: „Du kannst nichts, Du schaffst nichts! Du Versager!" (Erinnerung an den übergriffigen und entwertenden Vater). Zugleich taucht Wut auf („Was will die von mir!? Ich lasse mich nicht mehr fertigmachen!"), die die *Innere-Eltern*-Modi nach außen kippen lässt („Die Therapeutin ist schuld, sie ist kleinlich!") und das überkompensatorische Verhalten nach sich zieht.

Die Moduslandkarte der Therapeutin zeigt:

In der Auslösesituation: „Patient trinkt Alkohol trotz Abmachung und bagatellisiert dies" reagiert die Therapeutin mit Ärger „Was fällt ihm ein! Ich werfe ihn raus" und leichter Enttäuschung (Verletztes-Kind-Modus). Die nach innen gerichteten Eltern bremsen zunächst den Ärger „Du darfst ihn nicht verärgern, Du machst dich sonst schuldig". Als der Patient zunehmend ignorant auf ihre Kritik reagiert, kippen die Bewerter nach außen: „Er muss zu seinen Fehlern stehen, ich lasse mich nicht für dumm verkaufen!". Die Therapeutin folgt der Stimme ihrer strengen *Innere-Eltern*-Modi und sagt zunehmend überkompensierend mit ärgerlicher strenger Stimmlage dem Patienten wiederholt: „Das ist nicht in Ordnung. Wir hatten eine Vereinbarung, die Sie gebrochen haben! So geht das nicht!"

Moduszirkel-Memo ergibt:

Beide Interaktionspartner verhalten sich jeweils vom inneren *Wütendes-Kind-Modus* gesteuert, welcher in ein symmetrisch überkompensierendes Bewältigungsverhalten einfließt: Die Therapeutin befindet sich im strengen Kontrollierer, der Patient zeigt ein bagatellisierend-selbsterhöhendes Verhalten und entwertet die Therapeutin. Die Interaktion schaukelt sich hoch und ist festgefahren. Als Lösungsansatz zeigt sich hierbei, dass ein konstruktiver Umgang dann möglich ist, wenn beide auch ihren jeweiligen *Verletztes-Kind-Modus* bzw. die nach innen gerichteten Bewerter wahrnehmen. In einer Therapie kann dabei durchaus auch einmal die Therapeutin durch eine Selbstoffenbarung den ersten

Schritt machen. Sie kann neben ihrer Enttäuschung auch ihre Besorgnis um den Patienten empathisch zum Ausdruck bringen und zum Beispiel sagen: „Ich nehme schon wahr, dass Sie die Situation nicht besonders ernst nehmen, solange Sie in dieser bagatellisierenden Haltung sind. Aber ich bin einfach besorgt um Sie und es macht mich traurig, weil ich an ihre verletzbare Seite gar nicht mehr herankomme. Das macht Sie mir fremd. Gibt es denn in Ihnen auch einen Teil, der es schade findet, wenn wir den emotionalen Kontakt zueinander verlieren?" Die konfrontative Komponente der Intervention wird in einen selbstoffenbarenden Ausdruck von Mitgefühl eingebettet und daher „*empathische* Konfrontation" genannt. Die empathische Komponente berührt den *Verletzbares-Kind-Modus* des Patienten und schafft dadurch wieder Bindung. Aus dieser vertrauensschaffenden Geste heraus kann er leichter seine hintergründigen Gefühle von Minderwertigkeit, Beschämung und Angst zu versagen zulassen und aussprechen. Auf der Ebene der beiden Modi des *Verletzbaren Kindes* ist eine Neuanknüpfung unter Führung der Modi des *Gesunden Erwachsenen* möglich. Auch die Supervisorin muss die Supervisandin zunächst mit ihrem *Verletzbares-Kind*-Modus in Kontakt bringen.
SV: „Was ist denn neben der Wut da noch für ein Gefühl in Ihnen, wenn Sie genau hinschauen und daran denken, dass die Therapie scheitern könnte?"
Um an das volle Spektrum der primären Gefühle heranzukommen, ist ein immer weitergehendes Nachfragen und „auseinandersetzen" der verschiedenen Aspekte notwendig. Zur Unterstützung dieses Differenzierungsprozesses können auch zwei Stühle für die beiden wichtigsten Kindmodi angeboten werden. Zunächst sitzt die Supervisandin auf dem Stuhl für den *Wütendes-Kind*-Modus. Stellt die Supervisorin einen zweiten Stuhl daneben, hat das implizit einen Aufforderungscharakter, neu hinzuschauen. Da die Supervisandin ja die Moduslandkarte kennt, hilft ihr dieses normative Modell, ihren inneren „Suchblick" in die richtige Richtung zu lenken. Das ist direktiver als beim „geleiteten Entdecken" (Sachse, 2004), aber auch effektiver. Die Supervisoren (analog den Therapeuten) müssen dabei feinfühlig genug sein, dass sie besonders submissionsbereiten Supervisanden im Sinne eines sozial erwünschten Verhaltens keine Inhalte suggerieren und den Supervisanden genug Zeit lassen, selbst innerlich in die antizipierte Richtung zu schauen.
Th (nach kurzem Zögern): „Ich bin schon auch traurig".
SV: „Haben Sie das Ihrem Patienten auch gesagt?"
Th: „Nein, natürlich nicht. Deswegen bin ich ja auch unzufrieden mit mir!"
SV: „Merken Sie, welche Modi sich da jetzt bei Ihnen melden?"
Th: „Ja, ich weiß, immer wieder diese blöden Antreiber …"
SV: „Genau! Dann holen wir doch mal Ihre *Gesunde Erwachsene* dazu und fragen sie: Was haben Sie gut gemacht?"
Th: „Ich habe den Patienten mit seinem Verhalten konfrontiert, die Spannung ausgehalten, und ihn nicht entlastet wie sonst. Ich bin nicht ausgewichen und habe mich nicht untergeordnet"
SV: „Sehr gut!" (Der Supervisor nimmt sich viel Zeit, den Veränderungsschritt zu bemerken und zu loben.) „Nun schauen wir, was der nächste Schritt ist und wie Sie aus der festgefahrenen Interaktion mit ihm herauskommen. Was möchten Sie beim Patienten erreichen?"
Th: „Er soll lernen, zu seinen Fehlern/Schwächen zu stehen und angemessene Verantwortungsübernahme und Betroffenheit zu zeigen, zum Beispiel: ‚Es tut mir leid, dass ich unsere Abmachung nicht eingehalten habe. Ich wollte Spaß haben …'"
SV: „Welches Verhalten Ihrerseits ist dafür sinnvoll/zielführend?"
Gemeinsam wird nun im Rollenspiel geübt, dass die Therapeutin ihre Gefühle des *Verletzbares-Kind*-Modus mit einbezieht und verbalisiert: „Ich merke, dass ich enttäuscht und auch traurig bin, weil Sie sich nicht an unsere Abmachung gehalten haben und ich mache

mir Sorgen, dass daran unsere Therapie scheitern könnte. Wie geht es Ihnen jetzt, wenn ich Ihnen das sage? Wie fühlt sich das an, welches Gefühl außer Ärger ist noch da? Woran erinnert Sie das? Lassen Sie uns den Umgang mit Kritik zum Thema für die Therapie machen.“

9 Das didaktische Vorgehen in der Supervision

Das didaktische Vorgehen im engeren Sinn kann – dem Prinzip der Dialektik nach Linehan (1996) folgend – als ein Pendeln zwischen den Polen *Fördern* (bekräftigen, bestätigen, explizites loben) und *Fordern* (Verbesserungsvorschläge machen, alternatives Verhalten vorschlagen) beschrieben werden. Ziel ist dabei, dass der Supervisand es schafft, neu angeregte Verhaltensschritte in sein Repertoire zu integrieren und Verhaltensänderungen vorzunehmen, d. h. eine Akkomodation im Sinne Piagets (1976) zu erreichen. Diese beiden Aspekte adäquat auszubalancieren, kann für den Supervisor schwierig sein. Fordert der Supervisor zu wenig, kann dies dazu führen, dass der Supervisand in seiner Entwicklung stagniert, da er sich stets bestätigt fühlt. Kurzfristig äußert sich dies in einer eher pragmatischen Zufriedenheit mit dem Supervisor („Der tut mir nichts, lässt mich in Ruhe"), längerfristig kommt es doch zu dem negativen Eindruck, bei diesem Supervisor „nichts zu lernen" oder gar „allein gelassen zu werden". Fordert der Supervisor zu schnell zu viel (ist das Ausmaß der Verbesserungsvorschläge zu groß), kann es bei Supervisanden zu einem innerlichen Kippen von „sich angespornt bzw. ermutigt fühlen" in ein Überforderungsgefühl kommen. Die Gesprächsführung beschreibt Auckenthaler (1995) in ihrem Buch am treffendsten mit „kritisch, aber nicht kritisierend" (S. 119), d. h. der Supervisor behält eine kritische Distanz, er problematisiert, ohne sich zu überhöhen, zu bewerten oder gar den Supervisanden abzuwerten.

Falls innerhalb einer Supervisionsstunde relativ viel oder Gravierendes seitens des Supervisors angemerkt wurde (insbesondere Aspekte, die der Supervisand vorher nicht bereits selbst erkannt hatte) ist es sinnvoll, sich am Ende der Supervisionssitzung explizit eine Rückmeldung einzuholen:

1. nach dem Befinden/etwaiger Überforderung zu fragen: „Wie ging es Ihnen heute mit der Supervisionssitzung?" Eventuell auch: „Wie war das Ausmaß der Verbesserungsvorschläge? Fühlen Sie sich unterfordert bzw. überfordert?" und
2. nach den Inhalten zu fragen: „Was nehmen Sie mit? Was war wichtig für Sie?" Einerseits ist zu vermuten, dass persönliche Rückmeldungen insbesondere im Ausbildungskontext eine sozial erwünschte Einfärbung haben, andererseits ergeben sich daraus eventuell wichtige Hinweise für nötige Korrekturen des supervisorischen Vorgehens.

Fallbeispiel: Kritikangst Therapeutin

Supervisandin B. stößt zu einer bestehenden Supervisionsgruppe hinzu. Sie berichtet selbstsicher von ihren Patienten und wirkt vom äußeren Eindruck her recht souverän. Trotzdem entscheidet sich die Supervisorin, am Ende der Sitzung nach dem Befinden der Teilnehmer zu fragen: „Mir ist es wichtig, dass Sie sich hier in der Supervision wohlfühlen und sich durch meine Rückmeldungen unterstützt und nicht verunsichert fühlen. Daher bitte ich Sie um eine Rückmeldung, wie Sie mich in dieser Stunde erlebt haben?" (Mit dieser Fragestellung öffnet sich die Supervisorin stärker einer möglichen Kritik, als wenn sie nur nach dem Befinden der Supervisanden fragt).

Supervisandin B. äußert: „Ich hatte zu Beginn Angst, hier von mir und den Therapien mit den Patienten zu berichten, weil ich befürchtete, kritisiert zu werden. Dies hat im Laufe der Sitzung nachgelassen. Nun fühle ich mich wohl und gehe gelassen nach Hause." Die Supervisorin ist froh, nach Rückmeldung gefragt zu haben, weil sie der Supervisandin ihre Unsicherheit nicht angemerkt hatte und in Zukunft deren Kritikangst berücksichtigen kann, insbesondere dann, wenn es um schwierigere Fragestellungen oder kritische Reflexion geht.

Schematherapeutische Perspektive

Insbesondere am Ende einer Supervisionsstunde ist es wichtig, zu überprüfen, ob nicht internalisierte kritische *Innere-Eltern*-Stimmen aktiviert wurden.

Fallbeispiel: Innerer Kritiker Therapeutin 1
Supervisandin Z. kam mit großer Unzufriedenheit in die Supervision: „Die Therapie mit Frau H. stagniert. Ich weiß nicht weiter …"
Als Rückmeldung am Ende der Stunde sagt Frau Z.: „Mir geht's ganz gut, weil ich nun weiß, wie ich weitermachen kann. Andererseits fühle ich mich irgendwie schlecht und habe den Gedanken, dass meine Patientin bei Ihnen besser aufgehoben wäre als bei mir."
SV: „Heißt das, es kommt der Gedanke: ‚Du bist nicht gut genug als Therapeutin?'"
Th: „Ja, in der Art: ‚Du hättest das alles, was wir gerade besprochen haben, schon früher so machen müssen!'"
SV: „Ja, das haben Sie gut beobachtet. Das sind Innere Kritiker! Wie hartnäckig ist diese Stimme? Müssen wir uns mit ihr beschäftigen und sie entkräften?"
Th: „Nein, ich kenne diese Stimme bereits und weiß sie einzuordnen. Dadurch dass ich es eben ausgesprochen habe, fühle ich mich bereits erleichtert und kann als *Gesunde Erwachsene* sehen, dass ich die Therapie mit Frau H. bisher ganz gut gemacht habe. Es war sehr anstrengend für mich und ich habe mich nach bestem Wissen verhalten. Es gibt Therapeuten/Supervisoren, die mehr Berufserfahrung haben als ich, aber das ist okay, alle haben mal so angefangen wie ich."
Es ist zu beachten, wie massiv und hartnäckig die internalisierten Elternanteile sind. In den meisten Fällen können sich Supervisanden in ähnlicher Weise wie Frau Z. von den überhöhten perfektionistischen Ansprüchen distanzieren, wenn sie den Blick auf sich selbst aus einer Perspektive des *Gesunden Erwachsenen* schaffen. Falls dies nicht der Fall sein sollte, kann an dieser Stelle eine Stühleübung durchgeführt werden oder anschließend das Thema ausführlich und mit biografischem Bezug in der Selbsterfahrung bearbeitet werden. In einer Gruppensupervision können auch die Einschätzungen der anderen Teilnehmer als Unterstützung für eine Perspektive des *Gesunden Erwachsenen* erfragt werden. Diesen fällt eine sachliche Einschätzung meist leichter.

Fallbeispiel: Innerer Kritiker Therapeut 2
Supervisand S. schildert stolz, dass die Therapie mit Herrn A aus seiner Sicht gut laufe. Er habe keine Frage zur Therapie. Er habe ein Video dabei, welches dies verdeutliche. Beim Anschauen des Videos wird an mehreren Stellen deutlich, dass der Patient sich teilweise abwertend oder aggressiv gegenüber Familienmitgliedern äußert und der Therapeut dies passiv erduldet, ohne zu reagieren. Die Supervisorin weist ihn darauf hin. Gemeinsam wird herausgearbeitet, weshalb er dies nicht tut und wie er ihn empathisch konfrontieren könnte. Die Supervisorin bemerkt, dass der Supervisand am Ende der Sitzung nachdenklich und gedrückt wirkt.
SV: „Wie geht es Ihnen nun?"
Th: „Hmm, ich spüre einen inneren Druck. Eine Befürchtung ist eingetreten."
SV: „Welche? Was geht Ihnen durch den Kopf?"
Th: „Dass ich ein schlechter Therapeut bin. Mein *Innerer Kritiker* meldet sich und sagt: ‚Du musst mehr leisten, mehr Bücher lesen, dich besser informieren.'"
SV: „Ich höre, dass Ihr *Innerer Kritiker* nun überzogene und nicht erfüllbare Forderungen stellt. Es könnte daran liegen, dass wir uns heute zu wenig Zeit gelassen haben, zu schauen, was Sie gut gemacht haben und ich zu viele Verbesserungsvorschläge gemacht habe, stimmt das?"

Th: „Ja, es kommt mir so *viel* vor, was ich noch lernen muss …"
SV: „Dann lassen Sie uns nun schauen, wie wir die Verbesserungsvorschläge aus dieser Sitzung einordnen in einen sachlich-‚erwachsenen' Gesamtüberblick aller Ihrer therapeutischen Fähigkeiten. Ich schlage vor, dass wir mit Hilfe der BSVT-Checkliste überlegen, was Sie gut machen und woran Sie noch arbeiten möchten. Lassen Sie uns doch zusammen ein ‚Selbstentwicklungsprojekt Supervision' formulieren.
Am Ende der Sitzung berichtet der Therapeut nun, sich entlastet zu fühlen, weil ihm anhand der Checkliste deutlich wurde, was er bereits gut kann. Das hat seine *Inneren Kritiker* entmachtet. Aus einer erwachsenen Perspektive erscheinen die Lernaufgaben nun nicht mehr übermächtig und er fühlt sich motiviert, sie anzugehen.

Schematherapeutisch basierte Supervision in der Gruppensupervision

Im Rahmen von *Gruppensupervision,* welche quantitativ innerhalb der Therapieausbildung einen großen Stellenwert hat (zwei Drittel der Supervision wird in Form von Gruppenstunden geleistet) ist die Anwendung des schematherapeutischen Vorgehens prinzipiell ebenfalls möglich. Allerdings ist hier das Vorhandensein von Gruppenvariablen zu beachten, wie gegenseitiges Vertrauen, Offenheit und eine kooperative Arbeitsatmosphäre, ähnlich der instrumentellen Gruppenbedingungen für Gruppenpsychotherapie mit Patienten nach Grawe (1980). Nicht immer sind die Gruppenteilnehmer nach gegenseitiger Sympathie frei gewählt, sondern setzen sich oftmals auch unter pragmatischen Gesichtspunkten (Termin, Ort) zusammen. Der Supervisor muss auf einen grundsätzlich wertschätzenden und fehlerfreundlichen Umgang der Teilnehmer untereinander achten und gegebenenfalls moderierend eingreifen.

Didaktisch stehen dem Supervisor durch den Einbezug der Gruppenmitglieder mehr Strategien als im Einzelsetting zur Verfügung: (1) sich in den Mitsupervisanden emotional Hineinversetzen in Form von „Sharing", (2) aber auch das Äußern von konstruktiver Kritik und Verbesserungsvorschlägen.

Eine typische „Falle" von Gruppensupervision ist, dass Teilnehmer sich – meist gut gemeint – gegenseitig zu viele Anregungen geben und den Teilnehmer im Fokus dadurch überfordern. Daher ist zunächst generell ein „Sharing" sinnvoll, damit sich die Teilnehmer auch emotional in die Lage des Fokus-Supervisanden versetzen und die im zweiten Schritt geäußerten Verbesserungsvorschläge nicht in Form von belehrenden Ratschlägen mit dem Unterton „das ist doch ganz einfach" formuliert werden.

Auch Vergleichsprozesse untereinander können eine Rolle spielen, so dass eventuell *Innere-Eltern*-Stimmen („Der andere ist erfolgreicher, Du musst genauso gut sein, sonst bist Du kein guter Therapeut! Streng sich mehr an!") aktualisiert werden. Der Supervisor kann einen entstehenden Leistungsdruck reduzieren, indem er Patienten oder bestimmte Interaktionssituationen als „schwierig" oder „besondere Herausforderung an jeden Therapeuten" bezeichnet. Auch eine Selbstöffnung kann sinnvoll sein: „Ich hätte es in derselben Situation nicht anders gemacht".

Inhaltlich orientiert sich der Supervisor am Problemlösevorgehen, behält stets das Anliegen des Fokus-Supervisanden sowie das gemeinsam formulierte Ziel im Auge und führt die Gruppe stets zurück zum gemeinsamen „roten Faden“.

Beim Einbezug von Selbsterfahrungselementen (wie Nachfragen nach eigenen biografischen Bezügen) ist noch expliziter das Einverständnis dessen einzuholen, der im Fokus der Betrachtung steht, als im Einzelsetting. Am sinnvollsten erscheint es, darauf zu achten, dass sich alle Teilnehmer gleichermaßen öffnen (und z. B. Videoaufnahmen von schwierigen Therapiesitzungen präsentieren), um das gegenseitige Vertrauen auszubalancieren.

Eine größtmögliche Homogenität bezüglich des persönlichen und beruflichen Entwicklungsstandes der Teilnehmer ist generell hilfreich und sinnvoll, da in diesem Fall die Anregung (sowohl das sich Hineinversetzen als auch das Äußern von Verbesserungsvorschlägen) untereinander besser gelingt.

10 Grundhaltung und Selbstreflexion des Supervisors

Für das Gelingen einer Ausbildungssupervision im Sinne eines komplexen Lernprozesses ist (analog zur Therapie selbst) die Beziehung zwischen Ausbilder und Lernendem eine entscheidende Variable, da die Selbstöffnung des Supervisanden auch in Bezug auf „heikle Themen" notwendig ist, um Lernen zu ermöglichen. Rønnestad und Skovholt (2005) weisen darauf hin, dass insbesondere Ausbildungssupervision oftmals mit intensiven Emotionen einhergeht. Bei oberflächlicher Betrachtung ergebe sich meist eine recht hohe Zufriedenheit mit Supervision, bei vertiefter Analyse in Studien zum Thema zeige sich jedoch ein komplexeres und differenzierteres Bild: Es werden durchaus Ärger über und Konflikte mit Supervisoren genannt, die ungeklärt bleiben. Emotionale Verletzlichkeit und wahrgenommene Bedrohung führen dazu, dass sich Lernende verschließen und konstruktives Feedback vermeiden: In einer Studie von Ladany et al. (1996) zu fehlender Mitteilungsbereitschaft („non-disclosure") gaben erstaunlicherweise 97 % der Supervisanden an, Informationen (z. B. klinische Fehler, negative Reaktionen auf den Supervisor, persönliche Themen, sich hingezogen fühlen zum Supervisor oder zum Patienten) vor ihren Supervisoren zurückzuhalten. Interessanterweise gaben 66 % dieser Supervisanden an, diese Themen an anderer Stelle (meist mit anderen Ausbildungskandidaten) zu besprechen, was bedeutet, dass es sich dabei sehr wohl um emotional bedeutsame Themen handelt. Von Rønnestad und Skovholt (2005) werden die Studienergebnisse konflikthafter und unproduktiver Supervision dahingehend interpretiert, dass oftmals übertriebenes Impressionsmanagement stattfindet. Als Ursache hierfür vermuten die Autoren, dass Ausbildungskandidaten in der Beziehung zum Supervisor ein psychisches „Sicherheitsnetz" fehlt, um die anspruchsvollsten und bedrohlichsten Aspekte der Patientenbehandlung mitzuteilen. Wichtig ist hierbei auch, „sich vor Augen zu führen, dass Ausbildungskandidaten die Ausbildungssituation insgesamt oftmals als für wesentlich bedrohlicher halten, als es Ausbilder für möglich halten" (Rønnestad & Skovholt, 2005, S. 115). Während der Ausbildungsjahre leiden viele Ausbildungskandidaten unter finanziellen Problemen, das Arbeitspensum ist insgesamt sehr hoch und Phasen mit Überforderungsgefühlen und Erschöpfungszuständen können auftreten.

Wichtig:

Ein Supervisor sollte sich mit den Rahmenbedingungen der Ausbildung sowie der individuellen (insbesondere auch finanziellen) Lebenssituation der Supervisanden vertraut machen, um deren Belastbarkeit einschätzen zu können.

Ein Unterziel innerhalb von Ausbildungssupervision ist immer auch, den Supervisanden dabei zu unterstützen, „die Ausbildung zu schaffen". Es ist daher oftmals sinnvoll, den Supervisanden nach seinen Eigeninteressen zu fragen (z. B. Fortführung einer Therapie mit einem zuverlässigen, „angenehmen" Patienten, um die erforderlichen 600 Behandlungsstunden der *Praktischen Ausbildung* bald zu schaffen). Es erweist sich als sinnvoller, einzuladen, mögliche Eigeninteressen ehrlich zu benennen, und danach zu einer für alle beteiligten verträglichen Lösung zu kommen, als diese auszublenden und damit zu ermöglichen, dass diese unmerklich in die Behandlung mit dem Patienten einfließen.

Fallbeispiel: Eigeninteresse des Therapeuten

Th: „Ich überlege, ob ich Herrn K. verlängern soll oder nicht. Ich bin hin- und hergerissen und brauche Unterstützung für die Entscheidung."

SV: „Ich merke, dass Sie unentschieden sind. Zunächst betrachten wir Ihre Situation innerhalb der Ausbildung: Was wäre in Ihrem Interesse?"

Th: „Wenn ich ganz ehrlich bin, ..."

SV: „Ja, bitte, Sie dürfen das hier äußern. Es ist verständlich, wenn Sie ein eigenes Interesse haben und es ist zunächst wichtig, sich dies einzugestehen. In einem zweiten Schritt überlegen wir dann eine gute Lösung für Sie und den Patienten."

Th: „Ich brauche noch wenige Stunden bis ich die 600 erreicht habe. Ich ertappe mich bei dem Gedanken, dass es sehr bequem wäre für mich, ihn noch etwas zu behalten, um nicht noch einen neuen Patienten aufnehmen zu müssen. Dann könnte ich im Frühjahr Prüfung machen, andernfalls wird es Herbst."

SV: „Okay, so schaut Ihre Situation aus. Jetzt überlegen wir in Ruhe, ob es für den Patienten sinnvoll ist, die Therapie fortzuführen."

Meist ist es bereits entlastend, wenn das eigene Interesse ausgesprochen ist, danach können alle Aspekte besser sortiert werden und der Blick auf die Patientenbehandlung ist wieder unverstellt möglich.

Aus Sicht eines Ausbildungssupervisors ist es aufgrund der relativ hohen – auch rechtlichen – Verantwortung für die Patientenbehandlung von entscheidender Bedeutung, ob sich ein Supervisand offen zeigt und von auftauchenden Problemen berichtet. Es ist nachvollziehbar, dass auf Seiten des Supervisors ein – mehr oder weniger stark ausgeprägtes – Bedürfnis nach Kontrolle besteht, welches letztlich vor allem durch Vertrauen in den Supervisanden zufriedengestellt werden kann. Eine entscheidende Variable ist dabei der wahrgenommene Grad an Offenheit und Authentizität des Supervisanden, da dadurch wiederum der Therapieprozess weitgehend transparent wird.

Beachte:

Aus diesen Gründen kann nicht oft genug betont werden, dass es Grundvoraussetzung für einen fruchtbaren Supervisionsprozess ist, seitens des Supervisors eine *angstfreie Atmosphäre* zu schaffen, um Selbstöffnung zu ermöglichen.

Wie groß die Kritik- und Bewertungsängste der einzelnen Supervisanden sind, ist wiederum individuell sehr unterschiedlich, hierfür benötigt der Supervisor Fingerspitzengefühl und muss dies im Zweifelsfall thematisieren sowie anlassbezogen bzw. regelmäßig Feedback einholen (vgl. S. 86).

In einer Studie von Lambert und Arnold (1987) zeigte sich, dass Supervisoren, die als empathisch, offen und warm eingeschätzt wurden, entsprechende Beziehungskompetenzen auch bei ihren Supervisanden herausbilden konnten. Einschränkend ist allerdings zu sagen, dass eine vertrauensvolle Beziehung für den Supervisionserfolg zwar notwendig, jedoch alleine nicht hinreichend ist, sondern zusätzlich spezifische didaktische Methoden realisiert werden sollten (zitiert nach Laireiter & Botermans, 2005).

Von Elliott et al. wird das Schließen einer sogenannten „Ausbildungsallianz" vorgeschlagen: eine wachstumsorientierte flexible Interpretation spezifischer „Supervisionsaufgaben", die in jeder Supervisionssitzung ausgehandelt werden (Elliott et al., 2004, S. 323). Für die Ausbildungssituation ist es außerdem sinnvoll, dass Supervisor und Supervisand gemeinsam „Entwicklungsaufgaben" (vgl. S. 79) definieren, die sie über die gesamte Supervisions- bzw. Ausbildungszeit verfolgen.

In der Ausbildungssupervision ist außerdem zu berücksichtigen, dass eine mehr oder weniger stark ausgeprägte Abhängigkeitsbeziehung zum Supervisor bestehen kann, beispielsweise kann der Supervisor Mitglied der Prüfungskommission bei der staatlichen mündlichen Abschlussprüfung sein (der Selbsterfahrungsleiter ist davon ausgeschlossen). Daher ist individuell zu entscheiden und explizit mit dem Supervisanden zu besprechen, in welcher Intensität persönliche Schemata bearbeitet werden sollen. Bedenkenswert sind dabei auch einige Studien, die didaktische und selbsterfahrungsorientierte Supervision miteinander verglichen und in denen sich didaktische Supervision in allen Variablen als überlegen erwies (zusammengefasst bei Laireiter, 2000a, zitiert nach Laireiter & Botermans, 2005). Es scheint also auch auf die Art, *wie* die Selbstreflexion in der Supervision eingeführt wird, anzukommen.

Schematherapeutische Perspektive

Nochmals auf schematherapeutische Konzepte zurückgreifend kann davon ausgegangen werden, dass eine Mehrzahl der Ausbildungskandidaten unter nach innen gerichteten, strengen, fordernden *Innere-Eltern*-Modi (bzw. dem Schema: Unerbittliche Ansprüche) leiden und daher mit Erleichterung auf eine empathische wertschätzende Grundhaltung des Supervisors reagieren. Grundlage für das Gelingen des Beziehungsaufbaus und somit des Supervisionsprozesses ist somit – vor allem wie oben beschrieben in der Anfangszeit – eine Fokussierung auf die individuellen Ressourcen und Kompetenzen des Supervisanden. Immer wieder sollte gemeinsam das Augenmerk darauf gerichtet werden, was gut klappt, welche persönlichen Stärken vorliegen.

Wichtig:

Die Anwendung des Modusmodells kann auch auf die Beziehung zwischen Supervisor und Supervisanden bezogen werden und ist hier ebenso hilfreich.

Für den Supervisor ist es entsprechend unerlässlich, dass er sich generell und in einer konkreten Supervisionssituation seiner eigenen Schemata bewusst ist, in Kontakt mit seinen primären Emotionen (*Inneres-Kind*-Modi) ist, sich von seinen *Innere-Eltern*-Modi distanzieren und seine maladaptiven Bewältigungsmuster reflektieren und durchbrechen kann. In seiner Rolle als Supervisor ist er folgender Anforderung ausgesetzt: Er reagiert zum Einen in der Interaktion mit dem Supervisanden eventuell mit eigenen Anteilen (z. B. bei einem schlechten Therapieverlauf mit eigenen nach innen gerichteten Innere-Eltern-Modi: „Du hast als Supervisor versagt, du hättest besser helfen müssen" oder mit Ärger und nach außen gerichteten *Innere-Eltern*-Modi: „Der Therapeut ist einfach dumm, sollte sich mehr anstrengen"). Zugleich kann es passieren, dass die Person des Patienten (wie sie ihm vom Therapeuten geschildert wird) ebenfalls eigene Anteile aktiviert (Ärger auf den Patienten, und daraus resultierend: „Den muss man härter konfrontieren!").

Es ist somit die Aufgabe des Supervisors, bei aller Konzentration auf das Anliegen des Supervisanden und die Konzentration auf die Patient-Therapeut-Interaktion, auch auf eigene innere emotionale Prozesse (auftauchende primäre Emotionen wie Wut und Angst) zu achten, damit diese nicht „unbewusst" und indirekt in das Supervisionsgeschehen einfließen.

Beachte:

Wenn diese Gefühle auftauchen, kann der Supervisor innehalten, das innere Geschehen kurz reflektieren und entscheiden, ob eine wichtige Information für den Supervisionsprozess enthalten ist.

Falls dies der Fall ist, kann er verbalisieren: „Ich merke, dass ich gerade wütend auf den Patienten werde. Lassen Sie uns kurz ergründen, womit dies zusammenhängt. Wie geht es Ihnen mit dem Patienten?"; „Mir fällt es gerade schwer, auszuhalten, wie sehr Sie leiden, wenn der Patient Sie auf diese Weise unter Druck setzt. Wie geht es Ihnen dabei?" Oder: „Ich merke, dass ich mit Ihnen etwas ungeduldig werde, da ich den Eindruck habe, dass wir beide in der Supervision auf der Stelle treten. Lassen Sie uns schauen, womit dies zusammenhängt. Wie geht es Ihnen in der Supervision?"

Falls der Supervisor bemerkt, dass ein eigenes Thema betroffen ist (eigener Leistungsdruck, Angst vor schlechter Bewertung) sollte er dies außerhalb thematisieren und bearbeiten.

Analog zu den von Leahy (2001) beschriebenen typischen Therapeutenschemata und den daraus resultierenden „Therapeutenfallen" könnten typische *„Supervisorenfallen"* formuliert werden. Es könnten folgende Schemata und zugehörige Bewältigungsstrategien wirksam sein:

1. *Unerbittliche Ansprüche* (Items des YSQ: „Ich muss fast immer die Beste sein", „Egal wie ich mich bemühe. Ich bin nie gut genug"). Ein Supervisor muss im Regelfall besonderes Engagement zeigen, indem er eine Supervisorenausbildung absolviert, sich stets über das normale Maß hinaus fortbildet etc.
2. *Aufopferung* (Items des YSQ: „Ich bin ein guter Mensch, da ich mehr an die anderen denke, als an mich"). Ein Supervisor kann durch seine Tätigkeit besonders viele Menschen unterstützen und helfend tätig sein (Supervisanden *und* – indirekt – deren Patienten).
3. *Besonders sein* (Items des YSQ: „Ich finde, was ich anzubieten habe, ist von besonderem Wert"). Ein Supervisor hebt sich durch seine leicht übergeordnete Stellung als Lehrperson ab von seinen Supervisanden. Durch die Aufmerksamkeit, die seinen Worten geschenkt wird, kann er sich eine vermeintliche Besonderheit bestätigen.
4. *Beachtung suchen* (Beispielitems des YSQ: „Meine Selbstachtung beruht darauf, wie die anderen mich sehen", „Wenn ich nicht eine Menge Aufmerksamkeit bekomme,

fühle ich mich weniger wichtig", „Viel Lob und Komplimente geben mir das Gefühl, eine wertvolle Person zu sein"). Ein Supervisor bekommt innerhalb von Einzel- und Gruppensupervision ein hohes Ausmaß an Beachtung, auch die erlebte Dankbarkeit seitens Supervisanden ist in ihrer psychischen und motivationalen Wirkung für den Supervisor nicht zu unterschätzen. Insbesondere Anzeichen von übermäßiger Dankbarkeit oder Bewunderung seitens Ausbildungstherapeuten sollten den Supervisor stutzen lassen. Hier bedarf es ehrlicher, kritischer Selbstreflexion, ob es sich hierbei um eine komplementäre Antwort von Supervisanden auf eigene unerfüllte Bedürfnisse handelt.

Insbesondere ein Ausbildungssupervisor sollte sich seiner eigenen Schemata und Bewältigungsmechanismen bewusst sein, da sich die Supervisanden – in der Regel – in einer mehr oder weniger ausgeprägten Abhängigkeitsbeziehung befinden, insofern nicht gänzlich unbefangen Kritik äußern oder die Beziehung bei Unzufriedenheit beenden können.

11 Selbsterfahrung und Supervision: Überlappungen und Unterschiede

11.1 Selbsterfahrung als ein Baustein innerhalb der Verhaltenstherapieausbildung

Selbsterfahrung stellt neben der Theorien- und Methodenvermittlung, der psychotherapeutischen Tätigkeit in der klinischen Praxis und deren Supervision eine der drei bzw. vier Säulen der Ausbildung zum Psychotherapeuten dar. Ihre Bedeutung wird im verhaltenstherapeutischen Kontext traditionell eher unterschätzt und nach wie vor kontrovers diskutiert (Laireiter, 2005; Sartory, 2009). Andererseits gibt es seit etwa zehn Jahren seitens verhaltenstherapeutischer Autoren verstärkte Bemühungen, eigenständige Konzepte zu entwickeln sowie die Wirksamkeit von Selbsterfahrung empirisch zu untermauern (Laireiter, 2005).

Zu den gesetzlichen Rahmenbedingungen ist anzumerken, dass in Deutschland innerhalb der Verhaltenstherapieausbildung insgesamt 120 Stunden im Einzel- *oder* Gruppensetting zu absolvieren sind. Zur Bewertung des Ausbildungsbausteins ist interessant, dass im bereits erwähnten Forschungsgutachten des Gesundheitsministeriums Selbsterfahrung von den Ausbildungskandidaten durchgängig als sehr wichtig und hilfreich zur Verbesserung der eigenen therapeutischen Kompetenzen benannt wird. Von allen Gruppen (Lehrkräften, Ausbildungskandidaten und Absolventen) wurde dabei der Wunsch nach mehr Einzelselbsterfahrung, deren Umfang in der verhaltenstherapeutischen Ausbildung nicht im Psychotherapeutengesetz festgelegt ist, geäußert (Strauß et al., 2009). Dies könnte dahingehend interpretiert werden, dass das Einzelsetting als sicherer Rahmen wahrgenommen wird, sich bezüglich emotional bedeutsamer Themen zu öffnen.

11.2 Aktuelle Selbsterfahrungskonzepte in der Verhaltenstherapie

Laireiter (2005) schlägt vor, dass Selbsterfahrung innerhalb der Ausbildung im Wesentlichen drei Ziele verfolgen sollte: die Verbesserung von (1) Methodenkompetenz, (2) personaler Kompetenz und (3) interpersoneller Kompetenz. Parallelen zu den in Kapitel 1.2 skizzierten Supervisionskernzielen sind deutlich erkennbar. Hinsichtlich der Konzepte unterscheidet er zwischen eher person- und interaktionsbezogenen sowie methoden- und ausbildungsbezogenen Selbsterfahrungsmodellen. Schematherapeutische Selbsterfahrung könnte in dieser Einteilung als integratives Konzept angesehen werden, da sie sowohl persönliche und interpersonelle wie auch methoden- und ausbildungsbezogene Elemente beinhaltet und entsprechende Ziele zu erreichen trachtet (Jacob, 2011). Die bisherige empirische Evidenz zusammenfassend kommt Laireiter zu dem Ergebnis, „dass Effekte personenbezogener Selbsterfahrung wesentlich von der persönlichen Involviertheit des Absolventen und der emotionalen Intensität der Bearbeitung abhängen" (2000b; 2005, S. 285). Demzufolge sollte Selbsterfahrung „intensiv und fordernd" sein.

Er betont außerdem die Konzeptualisierung von Selbsterfahrung unter einer Entwicklungs- und Prozessperspektive. Auch für Selbsterfahrung können analog zur Supervision „Entwicklungsaufgaben" definiert werden, die im Rahmen eines gemeinsamen Projekts über die gesamte Ausbildungszeit hinweg bzw. darüber hinaus verfolgt werden. Entsprechend einem entwicklungsorientierten Ausbildungsmodell könnte zu Beginn der Ausbildung schwerpunktmäßig Methodenkompetenz, parallel dazu oder in einem späteren Abschnitt personale Kompetenz gefördert werden. Laireiter skizziert ein multimodales Vorgehen, wobei er unter anderem „Selbstreflexion in der Supervision" als einen Bestandteil erweiterter Selbsterfahrung benennt.

Zum konkreten Vorgehen wird beispielsweise von Roder (2001) vorgeschlagen, zu Beginn der Selbsterfahrung ein explorierendes und motivierendes Gespräch zu führen, bei dem Selbsterfahrungsziele festgelegt werden.

Zu aktuell diskutierten inhaltlichen Konzepten ist zu sagen, dass viele Autoren betonen, dass die Reflexion des Erlebens und die emotionale Selbstentwicklung ein Kernthema von Selbsterfahrung darstellen sollten (Kämmerer et al., 2011), da diese Aspekte die personalen Grundlagen für die therapeutische Tätigkeit darstellen. So wird beispielsweise die systematische Bearbeitung von impliziten Selbstschemata gefordert (Weyrauch et al., 2010). Die Sehnsucht nach Macht und Helfen als Selbstwertabsicherung wurden bereits von Kanfer (1996) als Risiken beschrieben. Auch nach Ubben und Lohmann (2000) ist es für Psychotherapeuten unerlässlich, ihre motivationalen Schemata im Rahmen von Selbsterfahrung zu identifizieren. Sie sehen es als notwendig an, „dass für jeden werdenden Therapeuten eine individuelle vertikale Verhaltensanalyse bzw. Schemaanalyse (Caspar & Grawe, 1982; Young et al., 2005) erstellt wird". Gerade für eine schematherapeutische Perspektive in der Verhaltenstherapie, deren Fokus ja in der Konzeptualisierung und Bearbeitung interaktioneller Prozesse besteht, ist es unerlässlich, dass sich die Therapeuten ihrer eigenen Schemata und der interaktionellen Auswirkungen bewusst sind. Eine etwas andere Schwerpunktsetzung nehmen Kindt und Berger (2009) vor, die vorschlagen, dass die vom Patienten losgelöste Selbsterfahrung vermindert werden sollte, zugunsten einer deutlichen Ausweitung der Supervision. Nach Berger (2009) sollte Selbsterfahrung in erster Linie dazu dienen, eigene problematische Persönlichkeitsaspekte zu erkennen, die bei der Patientenbehandlung hinderlich sein könnten. *Für* die gezielte Fokussierung auf Patientenbehandlung zur Generierung bedeutsamer Selbsterfahrungsthemen und als „Übungsfeld" spricht, dass mit hoher Wahrscheinlichkeit im Rahmen der Arbeit mit unterschiedlichen Patienten zu irgendeinem Zeitpunkt alle relevanten dysfunktionalen Verhaltensmuster eines Therapeuten aktiviert werden.

Den Schwerpunkt der Selbsterfahrung auf die Supervision zu legen hat sicher den Vorteil, dass bei konkreten Problemen mit Patienten, beim Supervisanden eine hohe Bereitschaft sich zu reflektieren vorhanden ist und eine akute Schemaaktivierung vorliegt, diese dann mit sinnvoller hoher emotionaler Aktivierung bearbeitet und somit ein hoher Lerneffekt erreicht werden kann.

Entsprechend setzt Young den Selbsterfahrungsanteil in der Supervision mit „bis zu 50 %" an (persönliche Mitteilung an E. Roediger). Aus unserer Sicht bietet eine videobasierte Supervision eine gute Grundlage, diese Schemaaktivierungen auf Therapeutenseite zu erkennen, und die Moduslandkarte ist ein gutes Instrument, diese verschiedenen

Muster abzubilden und die hintergründigen emotionalen und kognitiven Motive zugänglich zu machen. Die Kunst besteht daher darin, die sich bietenden Gelegenheiten emotionaler Aktivierung zu nutzen und zeitnah (in Supervision und Selbsterfahrung) zu bearbeiten.

Zusammengefasst erscheint es somit sinnvoll, innerhalb von Selbsterfahrung (1) die emotional-kognitiven Schemata des Therapeuten zu fokussieren und (2) dabei stets den Zusammenhang mit konkreten Interaktionssituationen mit den Patienten zu beachten, da hierbei reale Aktualisierungen von relevanten Schemata auftreten sowie alternatives interaktionelles Verhalten direkt zielorientiert eingeübt werden kann.

11.3 Schematherapeutisch orientierte Selbsterfahrung

Jacob (2011) beschreibt ein schematherapeutisches Selbsterfahrungskonzept, bei dem Schemata und Modi von Therapeuten zunächst expliziert und im zweiten Schritt verändert werden sollen. Innerhalb von Selbsterfahrung kann mit den aufgedeckten Verhaltensdefiziten und inneren Konflikten gearbeitet werden, analog zur Patientenarbeit. Es wird vorgeschlagen, zum Beispiel Stühlearbeit mit eigenen inneren Modi durchzuführen oder in Imaginationsübungen prägende emotionale biografische Situationen zu erleben und umzuschreiben. Um eine hohe emotionale Beteiligung zu erreichen, erscheint es uns sinnvoll, durchaus auch reale Probleme der Selbsterfahrungsteilnehmer mit den Techniken der Schematherapie therapeutisch zu bearbeiten. Es gilt allerdings bei der Auswahl der Themen in Abgrenzung zur Eigentherapie die zeitliche Begrenzung der Selbsterfahrung zu bedenken.

Wird das in Kleingruppen in einem geschützten Rahmen von bis zu fünf Teilnehmern praktiziert (Goudsmit et al., 2012), wird die eigene Selbsterfahrung verbunden mit einem „stellvertretenden Lernen" und der Chance, den Ausbilder als Modell bei seiner Arbeit zu erleben (Modelllernen). Modelllernen muss in diesem Zusammenhang als einer der zentralen Wirkfaktoren von Supervision und Selbsterfahrung angesehen werden: Viele Ergebnisse aus empirischen Studien zur Selbsterfahrung und Supervision (Laireiter, 2000b, 2005; Willutzki, 2005) belegen diese Feststellung. Daher sind primär nicht das Ausmaß und die Art von Selbsterfahrung und Supervision für das Ausbildungsergebnis von Bedeutung, sondern deren Qualität und das Rollenvorbild der involvierten Lehrtherapeuten und Supervisoren.

Entsprechend erscheint dieser Ansatz sehr vielversprechend. Es ist zu überlegen, an welcher Stelle des Selbsterfahrungs- und Ausbildungsprozesses das schematherapeutische Vorgehen indiziert ist. Auch bei kritischer Reflexion und Betrachtung möglicher Nachteile (Überforderung eines Ausbildungskandidaten zu Beginn der Berufstätigkeit) erscheint der schematherapeutische Ansatz innerhalb von Selbsterfahrung – im Gegensatz zu Supervision – zu jedem Zeitpunkt der Ausbildung als erfolgversprechend. Anhand des Durcharbeitens eigener biografischer Themen können gleichzeitig entsprechende Methodenkompetenzen und personale Kompetenzen erlernt werden. Der Ausbildungskandidat erfährt die Methode „am eigenen Leib" und die eigenen Erfahrungen werden, weil sie emotionaler Natur sind, längerfristig abgespeichert. In der Folge gelingt es dem

Ausbildungskandidaten besser, bei der Anwendung derselben oder ähnlicher Methoden, sich in Patienten hineinzuversetzen.

Wenn in beiden Ausbildungsbausteinen schematherapeutische Elemente verwendet würden, hätte dies den Vorteil, dass ein engeres Ineinandergreifen von Supervision und Selbsterfahrung möglich wäre: Die Erkenntnisse und Erfahrungen aus der Selbsterfahrung könnten in der Supervision unmittelbar genutzt werden und umgekehrt, da auf eine gemeinsame Sprache, auf eine gemeinsames Arbeitsmodell, zurückgegriffen werden kann. Es könnten jeweils von der einen Seite Aufgaben formuliert werden, die jeweils den anderen Bereich betreffen.

11.4 Unterschiede zwischen Supervision und Selbsterfahrung

Zimmer (2011) betont, dass in der Therapie und Supervision quasi automatisch persönliche Schemata und Reaktionsmuster von Therapeuten angerührt werden. Diese sollten daher sinnvollerweise auch Gegenstand von Supervision sein. Allerdings sieht er es als unerlässlich an, dass darüber hinaus für Selbsterfahrung ein eigener „sanktionsfreier" Raum innerhalb der Ausbildung bestehen bleiben soll. Dieser Standpunkt wird zusätzlich gestützt durch oben zitierte Studienergebnisse, die eine schwerpunktmäßig selbsterfahrungsorientierte Supervision einer didaktischen Supervision als unterlegen zeigten. Auch ist die Haltung dem Supervisanden gegenüber nicht die gleiche wie gegenüber Selbsterfahrungsteilnehmern: In der Supervision handelt es sich um eine Beziehung auf gleicher Augenhöhe, die Kommunikation geschieht im Wesentlichen zwischen „Erwachsenen" mit Betonung des Arbeits- und instrumentellen Charakters (Schmelzer, 1997). Dagegen kann die Selbsterfahrungsbeziehung ähnlicher einer therapeutischen Beziehung sein, wobei stellenweise eine Art „Regressionsprozess" und der Einsatz von Elementen von Nachbeelterung durchaus gewollt und Teil der Interaktion sein kann.

Beachte:

Es kann bei Vermischung von Supervision und expliziten Selbsterfahrungselementen (mit emotionaler Bearbeitung biografischer Inhalte) zu einer für beide Seiten verwirrenden Rollenkonfusion kommen.

Interessanterweise benennen es Ausbildungskandidaten in Studien öfter als negative Aspekte von Supervision, wenn Supervisoren sie ungefragt in Selbsterfahrung „hineinzwingen". Ein therapeutischer Supervisionsstil, bei dem Therapeuten wie Patienten behandelt werden, wird von Supervisanden als wenig förderlich eingestuft (Frank, 1998). Nach Schmelzer (1996) können „kleinere persönliche Themen", die innerhalb von zwei bis fünf Sitzungen bearbeitbar sind, durchaus innerhalb von Einzelsupervision berücksichtigt werden, wenn der Bezug zu beruflichen therapeutischen Themen gegeben ist.

Zusammenfassend erscheint es empfehlenswert, dass das konkrete intensive kognitiv-emotionale Durcharbeiten eigener Schemata und Modi mit Hilfe von therapeutischen Interventionen schwerpunktmäßig im Rahmen von Selbsterfahrung durchgeführt wird.

12 Supervision in der schematherapeutischen Fortbildung

In der bisher beschriebenen Supervisionsarbeit in der VT-Ausbildung bildet das schematherapeutische Modell zunächst den Verstehenshintergrund für die Interaktion zwischen Patient und Therapeut. Die Therapeuten lernen dabei die schematherapeutische Fallkonzeption mit Hilfe der Moduslandkarte kennen. Sie erfahren in dieser Art Supervision auch, einzelne schematherapeutische Interventionselemente einzusetzen, insbesondere im Umgang mit interaktionell schwierigen Patienten (z. B. empathische Konfrontation mit dysfunktionalen Bewältigungsstrategien, begrenzte therapeutische Selbstöffnung bezüglich der eigenen Modi). Auch Stühlearbeit oder Imaginationsübungen werden vom Supervisor stellenweise angeregt oder mit dem Therapeuten selbst durchgeführt.

Darüber hinaus besteht bei den Supervisanden jedoch oftmals großes Interesse an einer Erweiterung und Intensivierung der schematherapeutischen Kompetenzen, was – meist nach Abschluss der verhaltenstherapeutischen Ausbildung und Approbation – zu einer Aufnahme einer schematherapeutischen Fortbildung führt.

Diese Schematherapie-Supervision mit bereits fortgeschrittenen Therapeuten hat schwerpunktmäßig das Erlernen der (1) „begrenzt nachbeelternden“ Beziehungsgestaltung und (2) das intensive Training der spezifischen emotionsaktivierenden Techniken der Schematherapie (ST) zum Gegenstand, welche konsequent über den gesamten Therapieverlauf angewendet werden und anhand unterschiedlicher – möglichst auch interaktionell schwieriger – Störungsbilder gelernt werden soll.

12.1 Der formale Rahmen der Supervision

Die internationale Schematherapiegesellschaft (ISST) gibt den formalen Rahmen für die Supervision im Rahmen einer schematherapeutischen Fortbildung vor, die mit einer Zertifizierung abgeschlossen werden kann.

12.2 Aufbau und Inhalte der Supervision

Prinzipiell können alle in den bisherigen Kapiteln beschriebenen Prinzipien der Ausbildungssupervision (didaktisches Vorgehen, Anwendung von Moduslandkarte und -zirkel etc.) auf die nun beschriebene Supervisandengruppe und den Supervisionsrahmen übertragen werden. Darüber hinaus sollen an dieser Stelle einige besondere Schwerpunkte erwähnt werden.

Die ST-Supervision beginnt mit einer „Edukation“ über wichtige Inhalte des Prozesses seitens des Supervisors. Grundsätzlich ist es hilfreich, wenn Supervisanden die Sitzungen vorbereiten, indem sie ihre auf Video aufgenommenen Therapiesitzungen noch einmal anschauen und sich Zeitmarken und Fragen notieren. Supervisoren werden (entsprechend dem in den vorangegangenen Kapiteln beschriebenen didaktischen Stil) nicht nur auf die Fragen der Supervisanden eingehen, sondern ihrerseits aktiv Inhalte ansprechen und korrigierend in den Prozess eingreifen. Das kann zu Irritationen bei den Supervisanden führen, die (analog dem Vorgehen in der Therapie) reflektiert und ausbalanciert werden müssen.

12.3 Inhaltlich entwickelt sich die ST-Supervision parallel zu den Therapien

Am Anfang werden einige Fallkonzeptionen besprochen, bis den Supervisanden eine schematherapeutische Konzeptualisierung geläufig ist und sie diese in einem verhaltenstherapeutischen Therapieantrag formulieren können. Einen Überblick, wie ein schematherapeutischer Fokus in einem Verhaltenstherapieantrag darzustellen ist, geben Köhler und Grünwald (2010). Um ein möglichst intensives Lernen zu ermöglichen, sollten die Supervisanden Video- (oder Audio-)aufnahmen mitbringen. Das gemeinsame Betrachten der Videoaufnahmen erlaubt eine sachlich-sanftere Konfrontation als eine direkte Kritik „face to face“, die schnell unangenehme Schemata früherer Kritiksituationen aktiviert. Das kritisierte Verhalten kann in Ruhe betrachtet werden und bekommt dadurch eine objektivere Qualität. Gegebenenfalls können in einer gut funktionierenden Supervisionsgruppe die anderen Teilnehmer einbezogen werden. Auch das löst die dyadische Beziehungsfigur auf und kann entlasten, insbesondere wenn die anderen Supervisanden ähnliche Probleme haben.

Im weiteren Verlauf treten dann spezielle Fragen zu den Schritten und dem Tempo des Veränderungsprozesses, zum Umgang mit schwierigen Patienten, zur Überprüfung der Therapieziele und damit zur Balance von Veränderung und Akzeptanz bis hin zur Therapiebeendigung in den Vordergrund. Die Supervisanden lernen, prozessangepasste Hausaufgaben zu geben, durch empathische Konfrontation auf eine angemessene Mitarbeit der Patienten hinzuarbeiten und geeignete Arbeitsblätter einzusetzen, die Antragsschritte konstruktiv zu Zwischenbesprechungen mit den Patienten zu nutzen, etwa in der Mitte der Therapie auf konkrete Verhaltensänderungen im Sinne des *Gesunden Erwachsenen* hinzuarbeiten und Schritte zur Beendigung der Therapie einzuleiten.

Im letzten Abschnitt werden die Videoaufnahmen dahingehend reflektiert, ob sie die Kriterien für eine Zertifizierung durch einen unabhängigen Rater erfüllen. Der Supervisor sollte dem Supervisanden ein Feedback über seine Entwicklung geben und gegebenenfalls das Ziel der Zertifizierung bzw. den dazu vermutlich notwendigen weiteren Supervisionsbedarf kritisch diskutieren (vgl. S. 104).

12.4 Die Bedeutung von Videoaufnahmen

Auch wenn das Konzept und die Abläufe einer Schematherapie einleuchtend und zum Teil auch manualisiert sind, ist die konkrete Umsetzung und die „maßgeschneiderte“ Passung zwischen dem Konzept und den individuellen Patienten nicht einfach, aber für einen Erfolg sehr wichtig. Die Option zum hypothesengeleiteten, aktiven Vorgehen seitens der Therapeuten muss sehr sensibel mit der Bereitschaft ausbalanciert werden, bei Störungen die eigene Perspektive grundlegend in Frage zu stellen und in eine konsequente Beobachterhaltung zu wechseln. Diese Flexibilität sollte sich genauso im Verhalten des Supervisors in der Supervision zeigen. Auch hier sind Supervisoren das Modell für eine gute Balance von Direktivität und Empathie.

Die Beziehungsgestaltungsfähigkeiten und der manualgerechte Einsatz der emotionsaktivierenden Techniken kann nur mit Hilfe von Videoaufnahmen angemessen wahrgenommen und modifiziert werden.

Daher sind Video- bzw. zumindest Audioaufnahmen eine Grundvoraussetzung einer ST-Supervision. Es sollte (nach der Fallkonzeptions-Besprechungsphase) in jeder Sitzung ein Therapievideo zumindest ausschnittsweise betrachtet werden. Anfangs können schon nach wenigen Minuten erste konstruktive Rückmeldungen gegeben werden. Detailliertes Feedback am konkreten Prozess ist eine optimale Hilfestellung.

Supervisanden bekommen so nicht nur optimales Bildmaterial für die Supervision, sondern interessante Sequenzen – zum Beispiel das Auftreten und die Wirkung der Bewältigungsmodi – können auch gemeinsam mit den Patienten angeschaut werden.

Die Supervisanden sollten ermutigt werden die Patienten aufzufordern, zum Beispiel mittels moderner Smartphones oder digitaler Aufnahmegeräte Audiobänder von den Sitzungen zu machen, damit die Patienten die Stunden nachbereiten zu können.

Außerdem können die Audioaufnahmen auch zur emotionalen Stabilisierung eingesetzt werden und sie erleichtern den Patienten, die Haltung und die Stimme der Therapeuten zu „internalisieren“. Tatsächlich geben viele Patienten im Laufe der Therapie an, dass sie sich in schwierigen Situationen an die Aussagen oder sogar die Stimme der Therapeuten erinnert haben und dies geholfen habe. Auf Wunsch können Videos von einzelnen Therapiesitzungen Patienten mitgegeben werden. Der Hinweis, dass die Bänder nach der Supervision gelöscht werden, kann ebenfalls beruhigen.

12.5 Die Steuerung des Therapieprozesses

Die Supervisoren haben im Hinblick auf die in den Rating-Videos eingesetzte Kompetenz-Rating-Skala (STCRS) eine latente normative Vorstellung im Kopf, ähnlich der in Kapitel 8 erwähnten BSVT-Checkliste von Zarbock (2010), zu der sie die Supervisanden hinführen möchten.

Die *inhaltlichen Schwerpunkte* einer Schematherapie, auf die es in der Supervision besonders zu achten gilt, sollen wie folgt zusammengefasst werden.

Es gilt auf Folgendes zu achten:
- auf die Beziehungsbalance unter Einbeziehung der nonverbalen Signale der Patienten,
- auf einen aktiven Ausdruck positiver Emotionen von Therapeutenseite und eine ausreichende Nachbeelterung,
- auf die Wahrnehmung und den adäquaten Ausdruck der eigenen Emotionen in einer empathischen Konfrontation,

- auf das konsequente Benennen der Modi im Prozess und
- auf das Erkennen und den Umgang mit den vermeidenden Bewältigungsmodi in allen ihren Varianten.

Die zentralen *Therapieziele*, nämlich emotionalen Zugang zu den Kindmodi zu gewinnen, deren berechtigte Grundbedürfnisse wahrzunehmen und zu befriedigen und dysfunktionale *Innere-Eltern*-Modi entschlossen und kompromisslos zu entmachten, sollen konsequent verfolgt werden. Dabei gehen Schematherapeuten „schnell, mutig und flexibel" vor (Young, 2010). Ausgesprochen sokratisch geschulte Supervisanden müssen sich manchmal nicht unerheblich umstellen bzw. haben die Gelegenheit, ihr Repertoire zu erweitern. Dies sollte aber nicht nur besprochen, sondern von Supervisoren demonstriert und in Rollenspielen geübt werden.

12.6 Typische Herausforderungen für Supervisanden

Es gibt einige typische Herausforderungen für alle, die Schematherapie erlernen, auf deren Bewältigung ein Supervisor gezielt achten sollte:

- Da ist zunächst die bereits erwähnte Tendenz, „über" Dinge zu sprechen statt sie prozessual zu aktivieren. Manche Therapeuten fokussieren sowohl in der Therapie allgemein als auch in den emotionsaktivierenden Techniken nicht genug auf eine echte, mitfühlbare emotionale Aktivierung. Imaginationsübungen werden dann zu „kognitiver Therapie mit geschlossenen Augen". Entsprechend fordert Jeffrey Young ein Arbeiten auf der emotionalen Ebene (2010, S. 306). Auf eine gemeinsame Emotionsvermeidung von Therapeut und Patient gilt es zu achten.
- Damit Patienten das Modell wirklich verinnerlichen und im Alltag anwenden können, sollen Therapeuten in den Sitzungen die auftretenden Modi konsequent markieren und benennen („labeln"). Diese Benennungen können in die Rede der Patienten eingeflochten werden, ohne diese zu unterbrechen. Das kann gelernt, muss aber geübt werden und erfordert sowohl „Geschmeidigkeit" als auch etwas Mut.
- Therapeuten sollen darauf achten, in den Bewältigungsmodi präzise die darin enthaltenen primären Emotionen und latenten Bewertungen zu erkennen und auf die entsprechenden Kind- bzw. *Innere-Eltern*-Stühle zu setzen, um sie dort gezielt zu bearbeiten. Nur so entstehen die notwendige innere Klarheit und der Freiraum für neue Lösungen.
- Ein maximaler Therapieeffekt entsteht nur, wenn die Patienten zumindest in der zweiten Therapiehälfte die erinnerten Bilder der Eltern nicht schonen oder deren damaliges Verhalten entschuldigen, sondern als heutige Erwachsene konsequent Partei für sich als Kind ergreifen. Sonst kommt es nicht zu einer wirklichen Auflösung des Verstrickungsschemas. Therapeuten sollten in der Selbsterfahrung „am eigenen Leib" die tiefgehende Befreiung von den verbliebenen inneren Elternbildern erleben, damit sie nicht in einer Schonhaltung verbleiben. Der Versuch, zu früh Verständnis für und eine Aussöhnung mit den Eltern anzustreben kann eine gemeinsame Vermeidung einer emotional belastenden Auseinandersetzung mit dem Einfluss der Eltern darstellen. Erst wenn auch die Seite des *Wütenden Kindes* voll aktiviert und ausgedrückt wurde und die alten Bilder der früheren Eltern konsequent entmachtet wurden, kann frei aus

dem Erleben des *Gesunden Erwachsenen* über den Umgang mit den heutigen Eltern nachgedacht bzw. deren damaliges Verhalten rückblickend verstehend eingeordnet werden. Nachhaltig verzeihen kann man nur die Dinge, die man zuvor emotional bearbeitet hat.

- Bei manchen Supervisanden löst die Idee der *Nachbeelterung* erhebliche Ängste aus. Eine Supervisandin sagte spontan mit einem Unterton von Entsetzen in ihrer Stimme: „Ich will aber nicht die Mutter für meine Patienten sein!" Diese Ablehnung kann schematherapeutisch betrachtet Ausdruck einer Vermeidung des bei Therapeuten sehr häufigen Aufopferungsschemas sein. Im Konzept wird daher ausdrücklich von „begrenzter Nachbeelterung" gesprochen, um dem ebenfalls fast immer bestehenden „Unerbittliche Ansprüche"-Schema entgegenzuarbeiten. Auf der anderen Seite besteht die Gefahr, dass sich Therapeuten nicht genug von ihren Patienten abgrenzen und in der Therapie ihr eigenes „Emotionale Vernachlässigung"-Schema „mit"-behandeln. Das wäre ein emotionaler Missbrauch der Patienten. Der dosierte Einsatz von Kontaktmöglichkeiten zwischen den Sitzungen wird daher sehr konkret besprochen.

12.7 Spezielle Probleme in der Supervision – Umgang mit Selbsterfahrungsbedarf

Vereinzelt werden bei bereits erfahrenen Therapeuten persönlichkeitsbedingte Einschränkungen deutlich, die sich auch durch eine intensive Supervision nicht verändern lassen. Wie geht man mit diesen Begrenzungen um? In der Fortbildung ist keine ausdrückliche Selbsterfahrung gefordert, aber die Reflexion der eigenen Schemaaktivierungen nehmen in der Schematherapiesupervision breiten Raum ein. Doch wie sollen Supervisoren reagieren, wenn deutlich wird, dass die eigenen Schemaaktivierungen den Supervisanden in seiner schematherapeutischen Arbeit wesentlich limitieren? Auch hier gehen Supervisoren in mehreren Schritten empathisch konfrontierend vor:

1. Wesentliche Einschränkungen sollten früh wahrgenommen und anhand von konkreten Situationen aus den Videos angesprochen werden, damit diese Einschätzung nachvollziehbar wird und nicht willkürlich oder persönlich begründet wirkt. Das erfordert viel Mut bei Supervisoren, hier nicht zu vermeiden. Sind Supervisanden erst einmal weit im Fortbildungsprozess fortgeschritten wird eine Konfrontation immer schwieriger. Die Kritik an einem konkreten (Video-)Beispiel ist für Supervisanden leichter anzunehmen, als eine „Face-to-face"-Rückmeldung.
2. Moderate Einschränkungen können in Rollenspielen zwischen Supervisand und Supervisor bearbeitet werden, nachdem vorher selbstverständlich das Einverständnis der Supervisanden eingeholt wurde. Der Supervisor geht zunächst in die Rolle des Patienten und der Supervisand spielt sein eigenes Therapeutenverhalten nach. An der kritischen Stelle wird unterbrochen, der Supervisand nach seinem Erleben gefragt und die Rollen gewechselt. Nun spielt gegebenenfalls der Supervisor das Verhalten des Supervisanden nach, damit sich dieser in der Rolle des Patienten erleben kann. Anschließend modelliert der Supervisor ein aus seiner Sicht funktionaleres Therapeutenverhalten und der Supervisand kann spüren, wie sich der Unterschied anfühlt.

Es ist hilfreich, diese Sequenz auf Video aufzunehmen, die Szene gemeinsam anzuschauen und dem Supervisanden die Aufnahme mitzugeben. In sensiblen Fällen sollte das nicht in bzw. vor der Gruppe, sondern in einer Einzelsupervisionssitzung geschehen.

3. Im Falle von sichtbaren oder berichteten Interaktionsschwierigkeiten zwischen Supervisand und Patient kann das Modusmodell oder das Moduszirkel-Memo auf beide Akteure – wie in den vorherigen Kapiteln ausführlich beschrieben – angewendet werden. Die auf Seiten des Supervisanden aktivierten Modi werden benannt und deren Bedeutsamkeit eingeschätzt.
4. Eine Möglichkeit im Übergangsbereich von Supervision und Selbsterfahrung besteht darin, mit der in die Supervision eingebrachten Aktivierungssituation selbst schematherapeutisch in Form einer Imaginationsübung eine Veränderung herbeizuführen (vgl. Kap. 7). Im Übergang zur eigenen Therapie des Supervisanden sind die in Kapitel 11 genannten Voraussetzungen, wie der vom Therapeuten selbst geäußerte Wunsch und die Settingbedingungen, zu beachten.
5. Werden in den Rollenspielen bzw. der genannten Imaginationsübung stärkere Einschränkungen deutlich, wird dem Supervisanden zunächst eine begrenzte Selbsterfahrung nahegelegt.
6. Sollte sich nach der Selbsterfahrung das therapeutische Verhalten auf den Videoaufnahmen nicht ausreichend verändern, wird dem Supervisanden eine Eigentherapie nahegelegt und gegebenenfalls zur Voraussetzung gemacht, um die Begleitung zur Zertifizierung fortzusetzen. Bleibt eine entsprechende Entwicklung aus oder lehnt der Supervisand eine Eigentherapie ab, kann der Supervisor anbieten, in einer Einzelsupervision die Motivation, Schematherapie zu lernen, zu hinterfragen. Möglicherweise spielen ein „Unerbittliche-Ansprüche“-Schema bzw. innere Antreiber eine Rolle, die in einer Stühledialogübung entmachtet werden können. Im positiven Fall kann das Ziel einer Zertifizierung dann losgelassen und eine freie Form der Supervision gefunden werden, die den Möglichkeiten des Supervisanden besser entspricht.

13 Ausblick

Ausgangspunkt dieses Buches war die Überlegung, dass das Ziel von Ausbildungssupervision die Verbesserung der therapeutischen Kompetenzen auf fachlicher Ebene im engeren Sinn (fachliches Wissen, diagnostische und methodische Kompetenz) *und* personal-interaktioneller Ebene (Entwicklung positiver Therapeuteneigenschaften und interaktionelle/interpersonale Kompetenzen) sein sollte. Ausgehend von der Erkenntnis, dass interaktionelle und Beziehungsaspekte in der Verhaltenstherapie traditionell (noch) keinen hohen Stellenwert besitzen (Laireiter, 2008), wurden neuere Strömungen der klinischen Psychologie und Verhaltenstherapie (insbesondere Emotionsfokussierung, schematherapeutische Aspekte und Betonung von therapeutischer Beziehungsgestaltung), übertragen auf Supervision innerhalb der Verhaltenstherapieaus- und -fortbildung sowie analysiert und diskutiert. Es wurde versucht zu zeigen, dass schematherapeutische Sichtweisen und Konzepte in der Lage sind, sowohl eine erweiternde Perspektive auf den (verhaltenstherapeutischen) Therapieprozess und dessen Supervision zu werfen, wie auch daraus abgeleitet schematherapeutisch erweiterte Konzepte der Supervision in der Verhaltenstherapie zu entwickeln. Unter anderem wurde gezeigt, dass die Reflexion der inneren Prozesse des Therapeuten und das Erproben neuer therapeutischer Verhaltensweisen in der Supervision einen wichtigen Stellenwert einnehmen sollten. Dadurch kann der Transfer von Theoriewissen und „Selbsterfahrungswissen“ auf die Therapiesituation verbessert und die therapeutische Kompetenz von Auszubildenden individuell und differenziell – unter Berücksichtigung der therapeutisch-professionellen Entwicklung und auch von Persönlichkeitsaspekten – gefördert werden. Wie herausgearbeitet, könnte eine engere Verzahnung der beiden Ausbildungsbausteine Supervision und Selbsterfahrung unter verstärkter Einbeziehung schematherapeutischer Konzepte dazu noch vermehrt beitragen.

Im Zentrum der Darstellungen standen das schematherapeutische Modusmodell sowie der Moduszirkel und deren Anwendung in der Supervision. An verschiedenen Fallbeispielen wurde die Anwendung dieser Modelle in der Supervision praxisnah dargestellt, so dass deren Applikation nachvollziehbar ist.

Insgesamt erhoffen wir uns durch die beschriebene Supervisionsmethode – neben den oben genannten Entwicklungszielen – auch eine Verbesserung der emotionalen Qualität der Ausbildung und in diesem Zusammenhang insbesondere auch der Fürsorge für Psychotherapeuten in Ausbildung. Deren emotionales Erleben in der Therapie aber auch im Rahmen von Ausbildungsstrukturen und -vorgaben erfährt oftmals zu wenig Beachtung und Unterstützung. Unserer Erfahrung nach kann es im Rahmen von Supervision bei aller Beachtung der formalen Verantwortung für die Patientenbehandlung kein „Zuviel“ an Nachfragen nach dem Erleben und Befinden des Ausbildungstherapeuten geben, welches oftmals geprägt ist von überhöhten Ansprüchen an die eigene Person (Sachse & Rudolph, 2008). Ausbildungssupervision sollte Therapeuten darin unterstützen, die durch schwierige Therapiesituationen ausgelösten eigenen starken Gefühle wie Angst, Wut oder Zuneigung (Pope & Tabachnick, 1993) aber auch Schuld- und Versagensgefühle auf eine konstruktive Weise regulieren und bewältigen zu können. Ein Einsatz der vorgeschlagenen Supervisionsmethodik kann dazu beitragen, ein längerfristig bestehendes berufsspezifisches Risiko von emotionaler Erschöpfung (Fengler, 2001) oder auch Burnout zu verringern.

Zu den oben genannten neueren Strömungen der klinischen Psychologie und Verhaltenstherapie liegen bereits einige Therapiestudien vor (z. B. für imaginative Techniken nachzulesen bei Jacob & Tuschen-Caffier, 2011, für Schematherapie vgl. Bamelis et al., 2010), wogegen die Wirksamkeitsüberprüfung der Anwendung schematherapeutischer Elemente in der Supervision noch aussteht. Ähnlich komplex wie die von Laireiter (2000b) skizzierten Forschungsszenarien in Bezug auf Selbsterfahrung müsste sich die Wirksamkeit von Supervision messen lassen: (a) anhand von objektiven (Videorating von Therapiesitzungen) und subjektiven Kriterien der berufsbezogenen Persönlichkeits- und Selbstentwicklung der Therapeuten, zum Beispiel Selbstvertrauen vs. Ängstlichkeit sowie (b) anhand von Fremd- und Selbstbeurteilungsdaten bezüglich des Therapieerfolgs der Patienten auf Symptom- und Beziehungsebene. Einige wertvolle Diplom- bzw. Masterarbeiten zu schematherapeutischen Aspekten der Patient-Therapeut-Beziehung (z. B. die bereits zitierte Arbeit von Gysling-Tappeiner, 2012), aber auch zu Supervision und Selbsterfahrung weisen darauf hin, dass sich derzeit junge Absolventinnen bereits sehr komplexen Fragestellungen widmen und interaktionelle Aspekte zwischen Patient und Therapeut bzw. Supervisand und Supervisor in den Fokus ihrer Forschung rücken. Diese Bemühungen sind unbedingt zu unterstützen.

Während der *Erprobungsphase* des Konzeptes im letzten Jahr erhielten wir von Supervisanden bereits einige positive Rückmeldungen wie: „Ich möchte in der Therapie mit Patienten auch mich selbst besser kennenlernen, da ich sonst den Eindruck habe, mich als Therapeut nicht weiterentwickeln zu können. Der Modusansatz hilft mir dabei." Oder „Es erleichtert mich, dass ich über mein eigenes Erleben (der Therapie) in der Supervision sprechen kann, sonst beschäftigt es mich im Nachhinein zu Hause und dann bin ich oftmals überfordert. Mit Hilfe des Modusansatzes bekomme ich Klarheit über meine eigenen Reaktionen und gewinne emotionale Distanz und Beruhigung."

Die empirischen Ergebnisse zur Supervisionsforschung aber auch die Erfahrungen während der Entwicklung und Erprobung des schematherapeutischen Supervisionsansatzes unterstützen einen Supervisionsstil, wie er in diesem Buch dargestellt wurde und ermutigen uns, diesen gemeinsam und im Austausch mit Supervisanden und Kollegen weiter zu erforschen und auszubauen.

Literatur

Ambühl, H. (2005). Die Entwicklung von Beziehungs- und interaktionellen Kompetenzen. In: A.-R. Laireiter & U. Willutzki (Hrsg.), *Ausbildung in Verhaltenstherapie* (S. 221–238). Göttingen: Hogrefe.

Argyle, M. & Henderson, M. (1990). *Die Anatomie menschlicher Beziehungen. Spielregeln des Zusammenlebens.* München: mvg.

Arntz, A. (2012). *The Importance of Training and the Therapy Relationship in Schema Therapy.* Keynote lecture am 18.5.2012 auf der ISST Konferenz in New York.

Arntz, A. & van Genderen, H. (2009). *Schematherapie der Borderline-Persönlichkeitsstörung.* Weinheim: Beltz.

Asendorpf, J. & Banse, R. (2000). *Psychologie der Beziehung.* Bern: Huber.

Auckenthaler, A. (1995). *Supervision psychotherapeutischer Praxis.* Stuttgart: Kohlhammer.

Ball, S. A. (2007). Comparing individual therapies for personality disordered opioid dependent patients. *Journal of Personality Disorders, 21* (3), 305-321.

Bamber, M. & Mc Mahon, R. (2008). Danger – Early Maladaptive Schemas at work! The role of EMS in Career Choice and the Development of Occupational Stress in health workers. *Clinical Psychology and Psychotherapy, 15,* 96-112.

Bamelis, L., Giesen-Bloo, J., Bernstein, D. & Arntz, A. (2010). Effektivitätsstudien zur Schematherapie. In E. Roediger & G. Jacob (Hrsg.), *Fortschritte der Schematherapie* (S. 86-103). Göttingen: Hogrefe.

Bartholomew, K. & Horowitz, L. M. (1991). Attachment styles among young adults: A test of a four category model. *Journal of Personality and Social Psychology, 61,* 226-244.

Beauchamp, T. L. & Childress, J. F. (2001). *Principles of Biomedical Ethics* (5th ed.) Oxford: University Press.

Berbalk, H., Grutschpalk, J., Parfy, E. & Zarbock, G. (2006). *Young Schema Questionnaire Short Form* (3rd ed.). Deutsche Fassung. Hamburg/Eckernförde: Institut für Schematherapie.

Berne, E. (1970). *Spiele der Erwachsenen. Psychologie der menschlichen Beziehungen.* Reinbek: Rowohlt.

Beutler, L. E., Clarkin, J. F. & Bongar, B. (2000). *Guidelines for the systematic Treatment of the Depressed Patient.* Oxford: Oxford University Press.

Beutler, L. E., Malik, M., Alimohamed, S., Harwood, T. M., Noble, S. & Wong, E. (2004). Therapist variables. In M. Lambert (Ed.), *Bergin and Garfield's Handbook of psychotherapy and behavior change* (5th ed., pp. 227-306). New York: Wiley.

Bowlby, J. (1961). Ethologisches zur Entwicklung der Objektbeziehungen. *Psyche, 15,* 508-516.

Caspar, F. (2007). *Beziehungen und Probleme verstehen. Eine Einführung in die psychotherapeutische Plananalyse* (3. Aufl.). Bern: Huber.

Caspar, F. & Grawe, K. (1982). *Vertikale Verhaltensanalyse* (Forschungsbericht). Bern: Huber.

Cassidy, J. & Shaver, P .R. (Eds.). (2008). *Handbook of attachment. Theory, research, and clinical applications* (2nd ed.). New York: Guilford Press.

Clarkin, J. F., Yoemans, F. E. & Kernberg, O. F. (1999). *Psychotherapy for Borderline Personality.* NY: John Wiley & Sons.

Cross, D. G. & Brown, D. (1983). Counselor supervision as a function of trainee experience: Analysis of specific behaviors. *Counselor education and Supervision, 22,* 333-341.

Dodenhoff, J. T. (1981). Interpersonal attraction and direct-indirect supervisor influence as predictors of counselor trainee effectiveness. *Journal of Counseling Psychology, 28,* 47-62.

D'Zurilla, T. H. & Goldfried, M. R. (1971). Problem solving and behavior modification. *Journal of Abnormal Psychology, 78,* 107-126.

Ekman, P. (1993). Facial expression and emotion. *American Psychologist, 48,* 384-392.

Elliott, R., Watson, J. C., Goldman, R. N. & Greenberg, L. S. (2004). *Praxishandbuch der Emotionsfokussierten Therapie.* München: CIP.

Fengler, J. (2001). *Helfen macht müde. Zur Analyse von Burn Out und beruflicher Deformation.* München: Seiffert.

Frank, R. (1998). Qualitätssicherung durch Psychotherapie-Supervision. In A.-R. Laireiter & H. Vogel (Hrsg.), *Qualitätssicherung* (S. 647-682). Tübingen: dgvt.

Freyberger, H. (2009). Macht Selbsterfahrung bessere Therapeuten? (Pro). *Verhaltenstherapie, 19,* 53-55.

Gelso, C. J. (2011). *The real relationship in psychotherapy: The hidden foundation of change.* Washington, DC: American Psychological Association.

Gelso, C. J. & Hayes, J. A. (2002). The management of countertransference. In J. Norcross (Ed.), *Psychotherapy relationships that work* (pp. 267-284). New York: Oxford University Press.

Giesen-Bloo, J., van Dyck, R., Spinhoven, P., van Tilburg, W., Dirksen, C., van Asselt, T. et al. (2006). Outpatient psychotherapy for borderline personality disorder: A randomized trial for schema-focused-therapy versus transference focused psychotherapy. *Archives of General Psychiatry, 63,* 649-658.

Goudsmit, E., Nissen, L. & Roediger, E. (2012). *What cannot be taught: Self-therapy in small groups as a means of enhancing therapeutic flexibility and reparenting skills in schema therapy training.* ISST-Kongress, New York, 19.5.2012.

Grawe, K. (Hrsg.). (1980). *Verhaltenstherapie in Gruppen.* München: Urban & Schwarzenberg.

Grawe, K. (1998). *Psychologische Therapie.* Göttingen: Hogrefe.

Greenberg, L. S., Rice, L. N. & Elliot, R. (2003). *Emotionale Veränderung fördern. Grundlagen einer prozess- und erlebensorientierten Therapie.* Paderborn: Junfermann.

Grutschpalk, J. (2008). *Diagnostik im Rahmen der Schematherapie unter besonderer Berücksichtigung der Persönlichkeitsakzentuierungen.* Dissertation Uni Hamburg. Zugriff am 6.2.2013 von http://ediss.sub.uni-hamburg.de/volltexte/2009/3986/pdf/DissJGrutschpalk.pdf.

Gysling-Tappeiner, C. (2012). *Emotionale Schemata und Emotionsregulation von Psychotherapeutinnen und Psychotherapeuten.* Unveröffentlichte Masterarbeit. Zürcher Fachhochschule für angewandte Psychologie.

Hauke, G. (2010). Strategisch-Behaviorale Therapie (SBT): Von der Bindungserfahrung zur Strategie in der Therapie. *Psychotherapie, 15,* 1, 75-95.

Hayes, J. A., Gelso, C. J. & Hummel, A. M. (2011). Managing Counterference. *Psychotherapy, 48* (1), 88-97.

Henry, W. P., Schacht, T. E., Strupp, H. H., Butler, S. F. & Binder, J. L. (1993a). Effects of training in time-limited dynamic psychotherapy: Mediators of therapists' response to training. *Journal of Consulting and Clinical Psychology, 61,* 441-447.

Henry, W. P., Strupp, H. H., Butler, S. F., Schacht, T. E. & Binder, J. L. (1993b). Effects of training in time-limited dynamic psychotherapy: Changes in therapist behavior. *Journal of Consulting and Clinical Psychology, 61,* 434-440.

Holmes, E. A., Arntz, A. & Smucker, M. R. (2007). Imagery rescripting in cognitive behavior therapy: Images, treatment techniques and outcomes. *Journal of Behavior Therapy and Experimental Psychiatry, 38,* 297-305.

Jacob, G. (2011). Überlegungen zur Nutzung schematherapeutischer Konzepte in der Selbsterfahrung bei der Ausbildung von Verhaltenstherapeuten. *Verhaltenstherapie, 21,* 188-192.

Jacob, G. & Tuschen-Caffier, B. (2011). Imaginative Techniken in der Verhaltenstherapie. *Psychotherapeutenjournal, 10,* 139-145.

Jaeggi, E. & Riegels, V. (2008). *Techniken und Theorie der tiefenpsychologisch fundierten Psychotherapie.* Stuttgart: Klett-Cotta.

Kämmerer, A., Kapp, F. & Rehan-Sommer, S. (2011). Selbsterfahrung in der modernen Verhaltenstherapieausbildung. *Psychotherapeutenjournal, 10,* 146-151.

Kanfer, F. H., Reinecker, H. & Schmelzer, D. (1996, 2011). *Selbstmanagementtherapie (2. und 5. Aufl.).* Heidelberg: Springer.

Kindt, H. & Berger, M. (2009). Pro und Contra: Selbsterfahrung: Essentiell oder verzichtbar? *Neurotransmitter, 3,* 12-14.

Knickenberg, R. J. (2002). Interaktionsbezogene Fallarbeit. Praktische Vorgehensweisen. In S. K. D. Sulz (Hrsg.), *Von der Balintgruppe zur Interaktionsbezogenen Fallarbeit (IFA). Patientenzentrierte Selbsterfahrung zur Aus- und Weiterbildung und als Qualitätssicherung* (S. 197-213). München: CIP-Medien.

Köhler, H. & Grünwald, L. (2010). Begutachtung von Verhaltenstherapieanträgen, die schematherapeutische Überlegungen berücksichtigen. In E. Roediger & G. Jacob (Hrsg.), *Fortschritte der Schematherapie* (S. 104–112). Göttingen: Hogrefe.

Kriston, L., Schäfer, J., von Wolff, A. & Hölzel, L. (2010). *Faktorenstruktur des Schemafragebogens von Young (YSQ-S3).* Poster DGPPN Kongress, 24.-27.11.2010, Berlin.

Ladany, N., Hill, C. E., Corbett, M. & Nutt, E. A. (1996). Nature, extent, and importance of what psychotherapy trainees do not disclose to their supervisors. *Journal of Counseling Psychology, 43,* 10-24.

Laireiter, A.-R. (2000a). *Selbsterfahrung in Psychotherapie und Verhaltenstherapie – Empirische Befunde.* Tübingen: dgvt.

Laireiter, A.-R. (2000b). Selbsterfahrung in der Psychotherapie: 2. Evaluation: Effekte von Eigentherapie und Selbsterfahrung auf die Person des Therapeuten, seine praktische Kompetenz und die Prozess- und Ergebnisqualität von Psychotherapie. In A.-R. Laireiter (Hrsg.), Selbsterfahrung in Psychotherapie und Verhaltenstherapie – Empirische Befunde (S. 89-234). Tübingen: dgvt.

Laireiter, A.-R. (2002). Negative Effekte von Selbsterfahrung und Eigentherapie von TherapeutInnen in Psychotherapie. In M. Märtens & H. Petzold (Hrsg.), *Therapieschäden. Risiken und Nebenwirkungen von Psychotherapie* (S. 384-412). Mainz: Mathias-Grünewald.

Laireiter, A.-R. (2003). Negative Erfahrungen und Effekte in Eigen- und Lehrtherapien von Psychotherapeuten. *Zeitschrift für Klinische Psychologie, Psychiatrie und Psychotherapie, 51,* 245-264.

Laireiter, A.-R. (2005). Selbsterfahrung in der Ausbildung in Verhaltenstherapie. In A.-R. Laireiter & U. Willutzki (Hrsg.), *Ausbildung in Verhaltenstherapie* (S. 263-292). Göttingen: Hogrefe.

Laireiter, A.-R. (2008). Konzeptuelle Aspekte und Gestaltungsmöglichkeiten der therapeutischen Beziehung in der Verhaltenstherapie. In M. Hermer & B. Röhrle (Hrsg.), *Handbuch der therapeutischen Beziehung* (Bd. 2, S. 1129-1178). Tübingen: dgvt.

Laireiter, A.-R. (2009). „Wenn wir über Selbsterfahrung reden, dann müssen wir über Ausbildung reden!“ *Verhaltenstherapie, 19,* 191-193.

Laireiter, A.-R. & Botermans, J. F. (2005). Ausbildungsforschung in der Psychtherapie – Entwicklungen und aktueller Stand. In A.-R. Laireiter & U. Willutzki (Hrsg.), *Ausbildung in Verhaltenstherapie* (S. 53-101). Göttingen: Hogrefe.

Laireiter, A.-R. & Willutzki, U. (Hrsg.). (2005). *Ausbildung in Verhaltenstherapie.* Göttingen: Hogrefe.

Lambert, M. J. (Ed.). (2003). *Bergin and Garfield's Handbook of Psychotherapy and Behaviour Change* (5th ed.) New York: Wiley.

Lambert, M. J. & Arnold, R. C. (1987). Research and supervisory process. *Professional Psychology: Research and Practice, 18,* 217-224.

Lambert, M. J. & Ogles, B. M. (2004). The efficacy and effectiveness of psychotherapy. In M. J. Lambert (Ed.), *Bergin and Garfield's Handbook of Psychotherapy and Behavior Change* (5th ed., pp. 139-193). New York: Wiley.

Lammers, C.-H. (2007). *Emotionsbezogene Psychotherapie.* Göttingen: Hogrefe.

Lazarus, R. J. (1991). *Emotion and Adaption.* New York: Oxford University Press.

Leahy, R. L. (2001). *Overcoming resistance in Cognitive therapy.* New York: Guilford.

LeDoux, J. E. & Phelps, E. A. (2000). Emotional Networks in the brain. In M. Lewis & J. M. Haviland (Eds.), *Handbook of Emotions* (2nd ed., pp. 159-179). New York, London: Guilford.

Linden, M. & Berger, M. (2009). Brauchen wir noch Psychotherapieschulen bzw. -verfahren? *Verhaltenstherapie, 19,* 263-271.

Linehan, M. M. (1996). *Dialektisch-Behaviorale Therapie der Borderline-Persönlichkeitsstörung.* München: CIP.

Lobbestael, J., van Vreeswijk, M. & Arntz, A. (2008). An empirical test of schema mode conceptualisations in personality disorders. *Behaviour Research and Therapy, 46,* 854-860.

Lobbestael, J., van Vreeswijk, M., Spinhoven, P., Schouten, E. & Arntz, A. (2010). Reliability and validity of the Short Schema Mode Inventory (SMI). *Behavioural and Cognitive Psychotherapy, 38,* 437-458.

Lohmann, B. (2010). *Effiziente Supervision. Praxisorientierter Leitfaden für Einzel- und Gruppensupervision* (5. unveränd. Aufl.). Baltmannsweiler: Schneider.

McCullough, J. (2006). *Psychotherapie der chronischen Depression. Cognitive Behavioral Analysis System of Psychotherapy – CBASP.* München: Urban & Fischer.

Neumann, A. (2012). Anwendung schematherapeutischer Elemente in der Supervision im Rahmen der Verhaltenstherapie-Ausbildung. *Verhaltenstherapie, 22,* 114-120.

Öst, L. G. (2008). Efficacy of the third wave of behavioral therapies: A systematic review and meta-analysis. *Behaviour Research and Therapy, 46,* 296-321.

Orlinsky, D. E., Rønnestad, M. H. & Willutzki, U. (2004). Fifty years of psychotherapy-process-outcome research: Continuity and change. In M. J. Lambert (Ed.), *Bergin and Garfield's Handbook of Psychotherapy and Behavior Change* (5th ed., pp. 307-389). New York: Wiley.

Panksepp, J. (1998). *Affective Neuroscience. The Foundations of Human and Animal Emotions.* New York: Oxford University Press.

Peichl, J. (2007). Innere Kinder, Täter, Helfer und Co: Ego-State-Therapie des traumatisierten Selbst. Stuttgart: Klett-Cotta.

Piaget, J. (1976). *Die Äquilibration der kognitiven Strukturen.* Stuttgart: Klett.

Pope, K. & Tabachnick, B. G. (1993). Therapist's anger, hate, fear and sexual feelings: National Survey of therapists responses, client characteristics, critical events, formal complaints, and training. *Professional Psychology: Research and Practice, 24,* 142-152.

Reiss, N., Dominiak, P., Harris, D., Knörnschild, C., Schouten, E. & Jacob, G. (2012). Reliability and validity of the revised schema mode inventory (SMI). *European Journal of Psychological Assessment, 28,* 297-304.

Roder, V. (1994). Selbsterfahrung in der Verhaltenstherapieausbildung. In A.-R. Laireiter (Hrsg.), *Selbsterfahrung in der Verhaltenstherapie. Konzepte und praktische Erfahrungen* (S. 181-197). Tübingen: dgvt.

Roediger, E. (2010). Schematherapie mit Paaren. In E. Roediger & G. Jacob (Hrsg.), *Fortschritte der Schematherapie* (S. 259-275). Göttingen: Hogrefe.

Roediger, E. (2011). *Praxis der Schematherapie. Lehrbuch zu Grundlagen, Modell und Anwendung.* Stuttgart: Schattauer.

Roediger, E. & Laireiter, A.-R. (2013). *Der schematherapeutische Moduszirkel in der verhaltenstherapeutischen Supervision* (zur Veröffentlichung eingereicht).

Rogoll, R. (2008). *Nimm dich, wie du bist. Mit sich selbst einig werden* (2. Aufl.). Freiburg: Herder.

Rønnestad, M. H. & Skovholt, T. M. (2005). Die professionelle Entwicklung von Psychotherapeuten während der Ausbildung. In A.-R. Laireiter & U. Willutzki (Hrsg.), *Ausbildung in Verhaltenstherapie* (S. 102-120). Göttingen: Hogrefe.

Rzepka-Meyer, U. (1997). *Supervision von Verhaltenstherapien.* Wiesbaden: Deutscher Universitäts-Verlag.

Sachse, R. (2004). *Persönlichkeitsstörungen. Leitfaden für die Psychologische Psychotherapie.* Göttingen: Hogrefe.

Sachse, R. & Rudolph, G. (2008). Aufgabe und Person des Psychotherapeuten. In S. C. Herpertz, F. Caspar & C. Mundt (Hrsg.), *Störungsorientierte Psychotherapie* (S. 91-101). München: Elsevier.

Safran, J. D. & Segal, Z. V. (1996). *Interpersonal process in cognitive therapy.* Northvale, NJ: Jason Aronson.

Sartory, G. (2009). Macht Selbsterfahrung bessere Psychotherapeuten? *Verhaltenstherapie, 19,* 53-55.

Schäfer, J., Kriston, L., Jacob, G., Härter, M. & Hölzel, L. (2010). *Reliabilität und Validität der deutschen Version des Young Schema Questionnaire – Short Form 3 (YSQ-S3).* DGPPN Kongress, 24.-27.11.2010, Berlin.

Schmelzer, D. (1997). *Verhaltenstherapeutische Supervision: Theorie und Praxis.* Göttingen: Hogrefe.

Schmelzer, D. (2007). Ausbildungssupervision nach dem Selbstmanagement-Ansatz: 12 Leitgedanken und ein Modell. *Verhaltenstherapie & Verhaltensmedizin, 28,* 260-271.

Schulte, D. (1996). *Therapieplanung.* Göttingen: Hogrefe.

Skovholt, T. M. & Rønnestad, M. H. (1992). *The evolving professional Self.* Chichester: Wiley.

Smith, E. W. L. (2003). *The person of the therapist.* Jefferson, NC: McFarland.

Stoltenberg, C. D., McNeill, B. W. & Delworth, U. (1998). *IDM supervision. An integrated developmental model for supervising counsellors and therapists.* San Francisco: Jossy-Bass.

Strauß, B., Barnow, S., Brähler, E., Fegert, J., Fliegel, S., Freyberger, H. J., Goldbeck, L., Leuzinger-Bohleber, M. & Willutzki, U. (2009). *Forschungsgutachten zur Ausbildung von Psychologischen PsychotherapeutInnen und Kinder- und JugendlichenpsychotherapeutInnen:* Zugriff am 26.11.2012 http://www.mpsy.uniklinikum-jena.de/mpsy_media/Downloads/Endfassung_Forschungsgutachten_Psychotherapieausbildung.pdf.

Sulz, S. K. D. (1994). *Strategische Kurzzeittherapie: Effiziente Wege zur wirksamen Psychotherapie.* München: CIP.

Szigethy, A. (2004). *Supervision, Selbsterfahrung/Eigentherapie und Methodenausbildung in der Psychotherapieausbildung. Eine empirische Untersuchung zum spezifischen Nutzen verschiedener Ausbildungselemente in den Ausbildungen von vier theoretischen Orientierungen.* Salzburg: Unveröffentl. Diplomarbeit, Universität Salzburg, Fachbereich Psychologie.

Ubben, B. & Lohmann, B. (2007). Verhaltenstherapeutische Selbsterfahrung. In W. Hiller, E. Leibing, F. Leichsenring & S. Schulz (Hrsg.), *Das große Lehrbuch der Psychotherapie* (Bd. 3 Verhaltenstherapie, S. 747-763). München: CIP.

Wampold, B. E (2001). *The great psychotherapy debate: Models, methods and findings.* Mahwah, NY: Erlbaum.

Weiss, J. & Sampson, H. (1986). *The psychoanalytic process.* Guildford: New York/London.

Weyrauch, M., Weis, K. & Langlotz-Weis, M. (2010). Integration von Neuropsychotherapie in Therapie und Selbsterfahrung. *Psychologie im Dialog, 11* (1), 70-75.

Willutzki, U. (2005). Supervision in der Psychotherapieausbildung. In A.-R. Laireiter & U. Willutzki (Hrsg.), *Ausbildung in Verhaltenstherapie* (S. 293-317). Göttingen: Hogrefe.

Willutzki, U. & Laireiter, A.-R. (2005). Ausbildung in Verhaltenstherapie – was ist ein guter (Verhaltens-)Therapeut und wie soll Ausbildung gestaltet sein? In A.-R. Laireiter & U. Willutzki (Hrsg.), *Ausbildung in Verhaltenstherapie* (S. 21-49). Göttingen: Hogrefe.

Yalom, I. D. (1992). *Theorie und Praxis der Gruppenpsychotherapie.* München: Pfeiffer.

Young, J. E. (2010). Verhaltenstherapie ist wirklich integrativ. In E. Roediger & G. Jacob (Hrsg.), *Fortschritte der Schematherapie* (S. 306-311). Göttingen: Hogrefe.

Young, J. E., Klosko, J. S. & Weishaar, M. (2005). *Schematherapie. Ein praxisorientiertes Handbuch.* Paderborn: Junfermann.

Zarbock, G. (2009). *Praxisbuch Verhaltenstherapie: Grundlagen und Anwendungen biografisch-systemischer Verhaltenstherapie.* Lengerich: Pabst.

Zarbock, G. (2010). *Phasenfahrplan VT: Strukturierungshilfen für Therapeuten und Supervisoren.* Lengerich: Pabst.

Zarbock, G., Rodde, S., Ströhm, W., Schulz, H. & Watzke, B. (2012). Kompetenzerwartungen in der Ausbildung psychologischer Psychotherapeuten und Kinder-Jugendtherapeuten in der Verhaltenstherapie. *Verhaltenstherapie, 22,* 27-35.

Zimmer, D. (2009). Supervision in der Verhaltenstherapie. In J. Margraf & S. Schneider (Hrsg.), *Lehrbuch der Verhaltenstherapie* (Bd. 1, S. 926-937). Berlin: Springer.

Zimmer, D. (2011). Supervision. In M. Linden & M. Hautzinger (Hrsg.), *Verhaltenstherapiemanual* (6. Aufl., S. 58-61). Berlin: Springer.

Znoj, H., Nick, L. & Grawe, K. (2004). Intrapsychische und interpersonale Regulation von Emotionen im Therapieprozess. *Zeitschrift für Klinische Psychologie und Psychotherapie, 33,* 261-269.

Stichwortverzeichnis

Abhängigkeitsbeziehung 92
Aktivierung, prozessuale 35
Anliegen 65
Ansprüche, unerbittliche 93
Appraisal, sekundäres 33
Arbeitsbeziehung 26
Ärger, ausgebremster 66
Atmosphäre, angstfreie 91
Audioaufnahmen 101
Aufopferung 93
Ausbildungssupervision 16

Beachtung suchen 93
Beobachterhaltung, gemeinsame 54
Beschützermodus 68
– distanzierter 70
Besonders sein 93
Beurteilung der therapeutischen Kompetenz 79
Bewältigungsmodi, maladaptive 44
Bewältigungsreaktionen, maladaptive 40
Bewerbungs- und Aufnahmeprozedere 23
Bewertung der Supervision 15
Beziehungsgestaltung, komplementäre 29, 31
Beziehungskompetenz 18
Beziehungsschema 27
Beziehungstest 27
Beziehung, therapeutische 25

Domänen 38

Emotionale Prozesse, eigene innere 93
Eigeninteresse 90, 91
Einschränkungen, persönlichkeitsbedingte 103
Einzelselbsterfahrung 95
Emotionen
– primäre 33, 34
– sekundäre 33, 34
Emotionstheorie 32
Emotionsvermeidung 102
entwicklungsorientiert 19
Entwicklungsperspektive 79
Fähigkeit zur kritischen Selbstreflexion 24
Fallkonzeption, schematherapeutische 47
Fördern und Fordern 86
Forschungsstand 59

Gegenübertragungsprozess fokussieren 20
Gesunder Erwachsener 46
Gesunder-Erwachsener-Modus 46
Gruppenbedingungen, instrumentelle 88
Gruppensupervision 88

Handlungsregulation, doppelte 29

Ich-Anteile 40
Ich-Zustände 40
Imaginationstechniken 74
Imaginationsübung 67
Innere-Eltern-Modi, dysfunktionale 42

Kindmodi 41
Klärungsphase 65
Kompetenz, emotionale 18
Konfrontation, empathische 45
Kritikangst 86

Leistungsdruck 43
Lösungsphase 65

Mitteilungsbereitschaft, fehlende 90
Modelllernen 97
Modus 41
– gefühlsvermeidender 44
– integrierter 46
– überkompensierender 44
– unterordnender 44
Moduslandkarte 48
– des Patienten 51
– des Therapeuten 48
Modusmodell 40
Moduszirkel 56
Moduszirkel-Memo (MZM) 51
Motivebene 29

Nachbeelterung 103

Patient
– externalisierender 53
– vermeidender 54
Patientenverhalten, abwertendes 72
Person des Therapeuten 22
Persönlichkeit des Supervisanden 22
Prozesse des Supervisanden, interne 36

Reflexion der eigenen Schemaaktivierungen 103

Schema 37, 38
- emotionales 32
- interaktionelles 27
- maladaptives 38

Schemabeziehung 26
Schemata des Therapeuten
- emotionale und Emotionsregulation 61
- emotional-kognitive 97

schematherapeutische „Fallkonzeption“ des Supervisandenverhaltens 48
Schematherapie
- inhaltliche Schwerpunkte 101
- Wirksamkeit 60

Schematherapie erlernen 102
Schema-Transfer, reziproker 28
Selbst-Anteile 40
Selbsterfahrung 95
Selbsterfahrungskonzept 95
- schematherapeutisches 97

Selbstoffenbarung, begrenzte 45
Selbstreflexion 96
Selbstveränderungsprojekt 79, 82
Selbstverletzung, schwere 74
Solidarität, kollegiale 76
Spielebene 30
Strategisch Behaviorale Therapie 28
Stühleübung 73, 74
Suizid 74, 75
Supervision
- didaktische 98
- selbsterfahrungsorientierte 98

Supervisionsanliegen 65
Supervisionsmodell, entwicklungsorientiertes 19
Supervisionsstil
- aktiv-direktiver 35
- therapeutischer 98

Supervisorenfallen 93

Therapeutenschema 37
Therapieabbruch 73

Überkompensation 56
Übertragungshaltungen erkennen 18
Übertragung und Gegenübertragung 27
Unterordnung 56

Verhalten, emotionsvermeidendes 18
Verhaltens- und Plananalyse, vertikale 47
Verliebtheit 76, 77
Vermeidung 56
Versagensängste 43
Video 48
Videoaufnahme 36, 71, 100
Vorgehen, didaktisches 86